Andreas Krüger

Homöopathische Seelenreisen

Von Aurum nach Tuberculinum

Herausgegeben von Martin Bomhardt

Martin Bomhardt, Berlin, Februar 1997

Die Deutsche Bibliothek - CIP-Einheitsaufnahme

Krüger, Andreas:
Homöopathische Seelenreisen. Von Aurum nach Tuberculinum / Andreas Krüger. - 1.Aufl. -
Berlin: Verl. Homöopathie und Symbol, Martin Bomhardt, 1997
ISBN 3-9804662-2-1

Umschlagbild: „Der Narr“ von Thea Weller
mit freundlicher Genehmigung des Symbolon-Verlag entnommen aus dem Kartenspiel „Symbolon - Das Spiel der Erinnerung“ von Peter Orban, Ingrid Zinnel und Thea Weller.

ISBN 3-9804662-2-1

Gesamtherstellung: MercedesDruck GmbH, 12487 Berlin

Printed in Germany

Laß uns abhauen, und auf geht's ins Innere der Nacht,
in die Schwarzbrennereien der Seele -
wir wollen uns neu entdecken,
dort, wo die Subways anhalten und warten,
unter dem Fluß.
Übersetzen ins absolut Rätselhafte.

(Lawrence Ferlinghetti: „Junkman's Obligato")

Inhalt

Vorwort von Dr. Peter Orban

Es ist schon eigenartig, wie die Großen Mächte mit uns kleinen Menschen spielen. Es war vor etwa vier Jahren und ich war gerade zutiefst verstrickt in das Thema der multiplen Persönlichkeit, als ein Patient, der homöopathischer Arzt ist, mir eine Kassette mit einem Vortrag von einem Andreas Krüger aus Berlin gab und sprach: „Das könnte ganz interessant für Sie sein."

Der Vortrag handelte davon, daß besagter Andreas Krüger mit Hilfe homöopathischer Mittel seine inneren Teilpersönlichkeiten, also seine eigene Multiplizität zum Leben erweckte und über die Mittel Kontakt zu ihnen aufnahm. So fand er zu seinem eigenen inneren (heiligen) Franziskus, seinem Napoleon, seinem Attila (der Hunnenkönig!), seinem Alexis Sorbas und seinem Britzer Bauern.

Ich war aufgewühlt. Nicht nur über die Nähe unserer beiden Themen, sondern auch über die Art, wie da ein homöopathischer Lehrer über seine intimsten Berührungen durch seine eigenen Seelen-Figuren sprach. Das war für mich Manna! Richtige Nahrung. Ich wollte mehr und ich bekam mehr. Erst einmal mehr Kassetten. Einige Monate später lernte ich Andreas dann persönlich kennen. Und bei manchen Menschen ist es nun einmal so: Schon bei der ersten Begegnung spürt man, man ist Sproß vom gleichen Baum! Als trüge man in sich den Samen des gleichen (mythologischen) Großvaters und ein Kreis schließe sich: Nicht nur ich hatte Andreas auf der Kassette ein erstes Mal kennen- und schätzen gelernt. Andreas ging es - wie sich später herausstellte - ebenso: Er hatte vor Jahren meine Kassette „Kabbala" gehört und diese war ihm so lieb geworden, daß er sie sogar seinem kabbalistischen Lehrer vorgespielt hatte. Und so waren wir beide stolz aufeinander. Kann man mehr sagen? Das ist nun mal die Attitüde von Brüdern. Und auch der Arzt, der diesen Bund stiftete, also uns zusammenbrachte, ist heute Teil dieser Bruderschaft. Männerbünde? Ja, vielleicht.

Nicht nur das Thema der Teilpersönlichkeiten („Ich bin viele“) hat unsere gemeinsame Aufmerksamkeit, sondern die Seele des Menschen schlechthin. Andreas hat sich längst von der klassischen Homöopathie als alleinseligmachendes Agens entfernt und strebt dem großen Gebilde der Seele auch von anderen Seiten her zu.

Ich sehe das so: Die Seele ist wie der große Ozean, in dem wir alle vereint sind. Aber unser Bewußtsein ist noch nicht eingegangen in dieses großes Meer. Freilich, es sehnt sich danach („nach Hause“, sagt E.T.) und hat gleichzeitig sehr viel Angst davor. Und so gibt es viele Ströme, Flüsse, die dorthin führen. Die sich verästeln und ineinander übergehen und wieder neue Namen tragen. Viele Wahrheiten sind noch zu durchqueren (viele Innenpersonen zu entdecken), bis wir am Ufer des großen Meeres stehen. Einer der Ströme, die uns ein Stück des Weges weiterbringen, ist mit Sicherheit die Homöopathie. Aber mit der Homöopathie *allein* werden wir nicht ankommen. Wir müssen auch die anderen Flüsse sehen. Denn: kein Fluß *allein* ist in der Lage, uns nach Hause zu bringen.

Ein anderer, mächtiger Strom, der uns der Seele näherbringt, ist die Trance, von der dieses Buch handelt. Andreas ist - ganz ebenso wie ich es bin - einer der Menschen, die diesen Strom kennen- und liebengelernt haben. Und so lag es nahe, daß er das tat, was vor ihm - wie ich glaube - keiner in dieser Konsequenz unternommen hatte. Er kombinierte die Ströme der Homöopathie und der Trance - ließ also beide Ströme ineinanderfließen - und schuf so eine neue Gattung: Die Arzneimittel-Trance. Dieser Fluß ist breiter als es beide Einzelströme vorher waren. Aber damit nicht genug: Immer mehr strömte in den letzten Jahren ein neues Wasser in Andreas' Leben und in seine Arbeit hinein: Die systemische Familientherapie mit ihren Ehrungen und Würdigungen, auf die Bert Hellinger uns aufmerksam gemacht hatte (und mit der Andreas *mich* infiziert hatte) bildete in den letzten beiden Jahren ein gewaltig dröhnendes

Wildwasser und schoß jetzt (ja so muß man es sagen) mit Macht in seine Trancen ein.

Und so dürfen wir gespannt sein, welche Wasser Andreas noch auf seinem Weg durchs Leben in seine Arbeit - zum Wohle seiner Seele und zum Wohle seiner Seelsorge - erschließen und hinunterfahren wird. Er ist auf seinem Seelen-Schiff ein machtvoller Kapitän und ich beglückwünsche (und beneide) alle Passagiere, die sich diesem Boot anvertrauen.

Der Herausgeber dieses Buches, Martin Bomhardt, hatte sich gewünscht, daß ich etwas zu den Trancen von Andreas sage: Mein Gott, was soll ich schon sagen? Andreas spricht keine Trancen, er ist (mit seiner Sonne in 12!) die Personifizierung der Trance. Er spricht sie nicht, er verkörpert sie!

Mit der Trance ist es nämlich so: In der Unsichtbarkeit der Welt ist sie vorhanden; sie war immer da und sie wird immer da sein. Und manchmal *wählt sich die Trance* einen Menschen aus, damit sie verkörperlicht wird - der sie also verkörpern *muß*! Alles, was dazu zu sagen ist: Andreas wurde ausgesucht.

Und jetzt hat sich die Trance eben zusätzlich noch Martin ausgesucht, Andreas' Verkörperungen durch ein Buch noch ein bißchen mehr zu verkörpern. Ist das denn so schwer zu verstehen? Ich werde mich hüten, dazu irgendeinen Kommentar abzugeben.

Peter Orban
Frankfurt, 3.Januar 1997

Anstelle eines Vorworts
Interview mit Andreas Krüger

(Interviewer: Martin Bomhardt)
Ich möchte Dir in unserem Gespräch heute einige Fragen stellen, die für die Leser dieses Buches die Entstehung der Trancen in Deiner Arbeit erhellen und ihre Bedeutung und Anwendung im Rahmen homöopathischer Behandlung erläutern sollen.

Ich würde zu Beginn unseres Gesprächs gerne einige Worte des Dankes sagen und als erstes natürlich Dank an Dich, Martin, der Du durch Dein unermüdliches Arbeiten und Mühen dieses Buch überhaupt erst möglich gemacht hast, wie schon die beiden anderen Bücher, die die Arbeit unserer Schule und unserer Homöopathie ausdrücken. Besonderen Dank an meine geliebten Eltern, dafür daß ich überhaupt da bin und all das, was sie mir in Liebe gegeben haben. Dank auch an meine liebe Frau, die mich auf meinen Seelenreisen immer wieder liebevoll auf die Erde zurückholt, an meine Tochter Laura, die es ihrer Mutter nachtut (O-Ton: „Sei doch nicht wieder so heilig") und an meinen Bruder, Weggefährten und „Chef" Arne für unerschütterliche Hobbit-Treue. Dank meinem spirituellen Lehrer Zalman Schachter für seinen Segen, seine Initiation und den Mut, den er mir gegeben hat, die Homöopathie als die Alchemie der neuen Zeit zu erfassen und für die Einführung, die ich von ihm erhalten habe in die Welt der Trancen überhaupt. Dank meinem homöopathischen Lehrer Jürgen Becker, der mir die Welt der Bilder gab, meinen Kollegen und Freunden Hans-Jürgen Achtzehn, Michael Rogoisch und Reinhold Tögel dafür, daß sie mir halfen, an mich selbst zu glauben und allen Schülerinnen und Schülern an der Samuel-Hahnemann-Schule und überall woanders, die ich sehr liebe dafür, daß sie einen Lehrer aushalten, der immer im Prozeß ist. Besonderen Dank an Dr. Peter Orban, meinen väterlichen Freund und Bruder für Unterstützung und liebevolle Kritik und natürlich für das

Vorwort und an Lilo und Jochen Tewes für ihre sorgfältige Korrekturarbeit.

„Die Freude und Dankbarkeit in den Augen des Beschenkten ehrt den, der schenkt."
(Weisheit der Riesen)

Danke für den Dank, lieber Andreas. Zunächst möchte ich gerne mit Dir ein wenig über die ***Entstehungsgeschichte*** *der Trancen sprechen. Woher stammt Deine Idee, Phantasiereisen zu homöopathischen Arzneimitteln, von Dir Trancen genannt, zu erarbeiten und mit Homöopathieschülern, Homöopathen oder Patienten durchzuführen?*

Meine im wahrsten Sinne des Wortes erlebte Initiation zur Trancearbeit fand auf der Schweibenalb statt, einem spirituellen Zentrum in der Schweiz, wo ich damals, noch ganz in den Wogen meiner Aurum-Prüfung, meinen seitdem mit mir tief verbundenen Lehrer Zalman Schachter kennenlernte, der immer wieder mit uns Phantasiereisen und Trancen machte, um uns mit den Blättern unserer Seelenblume in Kontakt zu bringen. Er hat mich ermutigt, Trancen auch mit meinen Schülern, später auch mit meinen Patienten und dann auch mit großen Gruppen auf anderen Seminaren zu machen und ihm verdanke ich eigentlich überhaupt den Mut und die Einführung in die Welt der Seelenreisen.

Der Zweite, der dann diese Vorgabe geschliffen hat, mit Leben erfüllt hat, der mir Beispiel war durch die von ihm durchgeführten Trancen auf seinen Cassetten, war Peter Orban, der seit einigen Jahren, ja ich kann fast als sagen als väterlicher Freund, mein Leben begleitet, mir viel positive Kritik auch zu meiner Trancearbeit gegeben hat und dem wir letztendlich die Trancen, so wie sie sind und hier bestehen, zu verdanken haben.

Der ***Begriff „Trance"*** *wird ja in ganz unterschiedlichen Bedeutungen und Zusammenhängen verwendet. Was bedeutet* *er hier für Dich und wie und wann hat sich dieser Begriff bei Dir gebildet?*

Unter Trance verstehe ich einen Zustand, in dem sich der Patient, in seiner Seele, nachdem er sich vorher von den Tageseindrücken leer gemacht hat, der Welt seiner inneren Bilder öffnet, der Welt seiner inneren Seelenbilder, seiner inneren Teilpersönlichkeiten; den Seelenräumen, die durch den Tranceleiter oder „Seelen-Reiseleiter" direkt angesprochen werden. Im Unterschied zu vielleicht schamanistischen Trancen, die ja eigentlich mehr von einem Motto initiiert werden und dann beispielsweise von einer Trommel begleitet werden, führe ich mit meinen Worten die Patienten zu ganz bestimmten Anteilen ihrer archetypischen Seelenstrukturen, um durch die Begegnung mit diesen die Themen der Mittel, wenn es sich beispielsweise um Arzneimittel-Trancen handelt, kennenzulernen. Denn wir alle haben ja den Kosmos dieser archetypischen Anteile in uns und wenn der Patient oder der Schüler begabt ist und bereit ist, sich diesem Geführtwerden hinzugeben, gelingt es eigentlich fast immer, diese Anteile anzusprechen.

*In welchem **Bewußtseinszustand** befindet sich ein Mensch in einer solchen Trance?*

Viele haben ja Angst, in der Trance hypnotisiert oder manipuliert werden zu können. Dies ist überhaupt nicht der Fall. In der Trance hat der Mensch einen völlig freien Willen und er hat ein waches Bewußtsein. Das einzige ist, daß er sich vertrauensvoll der Stimme des Trancers, des Seelenführers, hingibt, um sich von ihm inspirieren zu lassen und nur, wenn er dieses Vertrauen aufbringen kann, sollte er es tun. Selbst wenn er Bilder bekommt, die mit der Vorgabe (des Tranceleiters) überhaupt nichts zu tun haben, sind diese Bilder für ihn und seinen Prozeß richtig. Es besteht während der Trance völlige Bewußtheit und völlige Freiheit und die Trance kann auch zu jeder Zeit und in jedem Augenblick abgebrochen werden. Und es besteht auch volle Erinnerung an das Erlebte.

*Worin liegt der **Unterschied** zwischen der **Meditation** zu einem Arzneimittel und der Trance? Wie stehen sie zueinander?*

Die Meditation dient der täglichen Übung, dem täglichen Exerzitium. Ich erinnere mich an einen meiner Träume, wo mir gesagt wurde: das einzig wirklich Verwandelnde ist das regelmäßige Üben. Die Meditation, die ich zu dem Arzneimittel vorstelle, die von mir so genannte „Nährmeditation", dient dazu, dem erkrankten Seelenanteil durch regelmäßige Wiederholung die Qualitäten zuzuführen, die ihm fehlen und im Grunde durch dieses regelmäßige Nähren mit diesen Qualitäten die Defizite zu beheben, die diesen Seelenanteil am Wachstum hindern, ähnlich wie wir es zum Beispiel aus den wiederholenden Gebeten der Ostkirche kennen, aus den Mantren aus Hinduismus und Buddhismus, wo ja auch durch regelmäßige Wiederholung eine Seelenqualität erschaffen werden soll.

Die Trance demgegenüber dient der Erforschung der Seele, dient dazu, Erfahrungen zu machen von Seelenanteilen, die uns normalerweise nicht zugänglich sind, hat aber durchaus ähnlich wie die Meditation auch einen heilenden Charakter, weil wir ja in der Trance Rituale durchführen, Seelenanteilen begegnen, die verschüttet sind und dadurch im Grunde Bewußtheit und Wandlung herbeiführen. Beides heilt, beides macht bewußt, die Meditation durch regelmäßige Wiederholung, die Trance durch initiatische Erfahrung.

*Bei Menschen, die sich auf Seelenreisen begeben, treten **individuelle Bilder** und Figuren auf. Du sprichst hier oft von „Seelenräumen" und „**Teilpersönlichkeiten**". Welche Bedeutung haben diese Bilder und Figuren in der Realität des Betroffenen?*

Für den Betroffenen haben sie absolute Bedeutung für seine Realität, weil alles, was ich in ihm hervorrufe, *seine* Anteile sind und nichts, was er für mich imaginiert. Alles, was in der Phantasie, in der Seele, im Traum des Patienten erscheint, hat primär mit ihm zu tun und mit seinem Prozeß und muß auch so behandelt und bearbeitet werden. Das ist meine Erfahrung der letzten fünf, sechs Jahre, seitdem ich mit diesen Dingen arbeite.

Kannst Du etwas darüber erzählen, wo und wie die ***Inhalte****, die Bilder und Figuren Deiner Trancen entstehen?*

Die Inhalte kommen aus mehreren Quellen. Einmal von den mir bekannten arzneispezifischen Themen, Märchen, Symbolen, wie auch beispielsweise meine Lehrer Jürgen Becker und Gerhardus Lang schon immer aus der Fülle der griechischen Sagenwelt, aus der Fülle der Grimmschen Märchen geschöpft haben und so weiß ich einfach bei jedem Mittel, welche archetypischen Bilder zu diesem Mittel gehören. Dann natürlich ganz stark aus Träumen, die ich selbst während meiner Prüfungs- oder Heilungserlebnisse hatte und auch aus solchen, die meine Patienten gehabt haben. Manche besonders tiefe und wirksame Trance ist aus dem Traum eines Patienten oder aus einem meiner eigenen Träume entstanden. Zum Beispiel die Hyoscyamus-Trancen, wo wir in den Tempel der Großen Muttergöttin gehen, uns am Blut ihrer Fruchtbarkeit stärken, wo wir uns verwandeln in Wildschweine oder dionysische Rituale feiern. Dies alles ist von Patienten geträumt worden. Unter Medorrhinum Träume von Shiva, Träume von Wellen. Unter Natrium Träume, im Meer zu versinken. All das sind Bilder, die ich für meine Trancen aus den Erlebnissen meiner Patienten bekommen habe.

Wenn man sich die Inhalte der Trancen der letzten beiden Jahre anschaut, so ist ein gewisser Wandel von eher ***individuellen*** *zu mehr* ***systemischen*** *Bezügen zu erkennen. Wie ist dieser Wandel gekommen?*

Für viele meiner Schüler ist es ja oft sehr schwierig, einen Lehrer zu haben, der selbst im permanenten Prozeß ist, das heißt, daß ich selbst in meiner eigenen Therapie, in meiner eigenen Wandlung immer wieder auf Dinge stoße, die mich beeinflussen, die mich weiterentwickeln, die meine Arbeit verändern. Eine der zentralen Begegnungen meines beruflichen und auch inneren Weges in den letzten drei Jahren, war die Begegnung mit der Systemischen Therapie von Bert Hellinger. In ihr habe ich bei meinen Klienten und bei mir so viel Heilsames und Wandelndes erlebt, daß, ja ob ich wollte oder nicht, diese Arbeit auch in meine Trance- und Seelenarbeit hineinfließt. Ich erlebe auch in der Trance, daß innerliche durchgeführte systemische Rituale Veränderung, Heilung und inneren Frieden bewirken können, wie ich sie sonst nur eben in großen Familienaufstellungen selbst erlebt habe. Ich möchte nicht sagen, daß die Trance die gleiche Wirkung hat wie ein in der Familienaufstellung durchgeführtes Ritual, aber auf alle Fälle sind die Wirkungen, die ich erlebt habe, so beeindruckend, daß diese systemische Denkungsweise in meinen Trancen immer mehr Raum gewinnt und eigentlich auch nicht mehr aus ihnen wegzudenken ist.

Hast Du erlebt, daß systemische Rituale, durchgeführt von Patienten in der Meditation oder der Trance, ***Wirkungen auf das System*** *selbst, also beispielsweise die Familie, hatten?*

Ich habe es selbst erlebt, daß ich zum Beispiel regelmäßig mit meinem Vater imaginativ ein Ritual gemacht habe und ohne daß wir persönlich gearbeitet haben, sich unser Verhältnis zueinander immens verändert hat. Ich habe erlebt, daß viele Patienten von mir das gleiche getan haben, also beispielsweise jemandem regelmäßig die Ehre zu geben morgens im Ritual, jemanden regelmäßig annehmen, jemandem regelmäßig danken, jemandem regelmäßig liebende Güte schicken, und daß dies Verbindungen zu Menschen verändern konnte, die manchmal aus der Situation heraus gar nicht mehr veränderbar schienen.

In den jüngeren, systemisch orientierten Trancen benutzt Du dabei häufig gleichförmige ***Formeln*** *wie „ich gebe Dir die*

Ehre" oder „es tut mir leid, daß...". Wie kann man diese Formeln verstehen?

Diese Formeln sind ein Ausdruck unserer Seele, einem Menschen etwas geben zu dürfen, was in der Tiefe der Seele als Bedürfnis schon immer vorhanden ist. Wir möchten uns „entschulden", wir möchten uns versöhnen und wir müssen es auch. Jemand, gegen den ich kämpfe, jemand der konfrontativ vor mir steht, mit dem bin ich verkettet und diese Verkettung kostet mich unendlich viel Energie. Mit wem ich versöhnt bin, mit wem ich in den Frieden gekommen bin, der kann hinter mir stehen und kann mich stützen und kann mir helfen. Generell kann ich dazu sagen, daß natürlich auch diese Formulierungen Produkt oder Beeinflussung sind aus der Arbeit mit Bert Hellinger, nachzulesen in seinen Büchern, nachzuhören auf seinen Cassetten, natürlich am besten live zu erleben sind in seinen Seminaren.

Welche Erfahrungen hast Du selber gemacht mit der Durchführung der Trancen bei Patienten und bei Schülern der Homöopathie? Welche ***Reaktionen*** *treten typischerweise oder gehäuft auf bei den Phantasiereisen?*

Oft treffe ich Schüler, die schon jahrelang von unserer Schule weg sind und die kommen zu mir und sagen: Du Andreas, wir haben viel gelernt, aber die Mittel, die wir getranct haben, die ich in meinem Inneren habe anklingen lassen, die erkenne ich bei meinen Patienten auf einer Ebene von Wahrnehmung wieder, die ich gar nicht beschreiben kann; die fühle ich, die rieche ich, die schmecke ich. Das ist das eine, der didaktische Wert. Wer das Leiden an sich selbst erfahren hat - und wenn es nur in der Trance ist, für die das Mittel steht, der erlebt diese Mittel bei seinen Patienten auf Ebenen wieder, die jenseits intellektueller Wahrnehmung sind, die wirklich Seelenkontakt sind.

Das zweite ist das Heilende der Trance. Immer wieder, selbst wenn ich große Gruppen trance von mehreren hundert Menschen, erlebe ich, daß mich nach der Trance oder später per Brief Menschen ansprechen und sich bedanken für das, wo sie in dieser Trance hingeführt worden sind und was sie in dieser Trance erlebt, losgelassen und geheilt haben.

Was individuell bei den Menschen bei der Trance passiert, ist völlig unterschiedlich, aber jedesmal völlig o.k. in seiner Individualität. Manche Leute haben nur starke Geruchswahrnehmungen, manche Leute sehen Farben, manche Leute hören nur Dinge, aber viele - besonders die, die in der Trancearbeit mit mir schon geschult sind und sich wirklich auf mich einlassen können - erleben ähnliche, wenn auch individuell ausgeschmückte Bilderfolgen, die sehr gut zu den Themen der Arzneimittel passen. Einige, die ähnlich „doof" sind wie ich (meine werte Großmutter sagte immer „zwei Doofe, ein Gedanke"), sehen in der Trance die Bilder oft sogar, bevor ich sie anspreche. Das heißt, daß ich in der Trance im Grunde das Wesen dieses Arzneimittels in den Raum der Trancenden einlade. Der Archetypus des Arzneimittels ist während der Trance anwesend und wir alle haben, selbst bevor ich es ausspreche, bei genügender Sensibilität und ähnlicher Seelenstruktur Zugang zu der gleichen Art von Bilderwelten. Das ist oft das Faszinierendste, wenn jemand kommt und sagt: Bevor Du uns bei Pulsatilla in den Tempel der großen Mutter geführt hast, war ich schon drin und habe vorm Standbild der Venus gestanden, bevor Du es überhaupt angesprochen hast.

Nun können ja in der Trance auch mal ***heftige Gefühle*** *oder bedrohliche Bilder auftreten. Gibt es nach Deinen Erfahrungen Reaktionen, mit denen schwer umzugehen ist?*

Meine Erfahrung ist, daß das, was im Rahmen einer Trance passiert, meist mit dem zusammenhängt, was für den Therapeuten selbst möglich ist, was passieren darf und könnte. Da ich ein Mensch bin, der eigentlich tief in dem Gottvertrauen lebt, daß das, was wir an therapeutischen Interventionen veranstalten, primär zum Wohl des Patienten ist, erlebe ich dies auch so. Kollegen, die ihren Patienten stundenlang etwas von Erstverschlimmerungen erzählen, imaginieren ja die Erstverschlimmerung in den Patienten hinein. Darum kann ich generell sagen: ich habe noch nie bei einer Trance etwas erlebt, was bei einem Patienten irreversible Schäden ausgelöst hat, sprich: ihn in einen Zustand versetzt hat, der nicht spätestens nach einigen Stunden durch ein lösendes Gespräch oder eine leibtherapeutische Behandlung oder eine homöopathische Intervention zu harmonisieren gewesen wäre. Außerdem empfehle ich allen Trancenden vorher, die Trance sofort abzubrechen, wenn irgendetwas passiert, was sie über alle Maßen beängstigt. Natürlich ist es mein Ziel, zu berühren, natürlich ist es mein Ziel, daß etwas passiert, das will ich ja. Aber es scheint, daß unsere Trancen von kraftvollen Schutzengeln begleitet werden, die dem Patienten, ähnlich wie ich es in der homöopathischen Arzneigabe erlebe, nie mehr auf die Schultern legen, als er in der Lage ist im Augenblick zu tragen. Und da ja, wenn wir mit unseren Schülern oder in der Praxis Trancen machen, ein therapeutischer Kontext sowieso gegeben ist, ist es ja sogar wünschenswert, wenn Dinge aufbrechen, wenn Dinge hochkommen, die dann in der therapeutischen Begleitung bearbeitet werden können.

Nun könnte man sich ja fragen, ob es für einen Homöopathen nicht genügen sollte, das richtige Mittel zu geben. Wofür und bei welchen Patienten kann es besonders Sinn machen, zu einer Seelenreise als ***Medium der therapeutischen Arbeit*** *zu greifen? Welchen besonderen Nutzen kann die Trance hier haben, über die homöopathische Mittelwirkung hinaus?*

Bei Schülern, wie schon gesagt, Aspekt der Initiation in die erlebbare Mittelqualität, Selbsterfahrung. Bei Patienten kann die Trance oft helfen, an Informationen und Bilder zu kommen, die uns als Homöopathen helfen, das richtige Mittel zu finden, wenn in der Anamnese von diesen Bildern und

Informationen einfach zu wenig vorhanden war - also ein diagnostischer Nutzen.

Andererseits kann die Trance helfen, mit den Bildern und den Informationen, die durch das Arzneimittel hervorgerufen werden, umzugehen und sie zu vertiefen. Ein Credo der Prozeßorientierten Homöopathie, wo ja die Trancen ein integraler Bestandteil sind, ist, daß das Arzneimittel oft nicht der allein selig machende Weg ist, sondern *ein* Medium unserer integralen Prozeßarbeit. Natürlich gibt es Patienten, wo wir das Mittel geben und die Wandlung wie von selbst vonstatten geht. Aber nach 15-jähriger Praxis muß ich leider, oder vielleicht gar nicht leider, bemerken, daß das Mittel nur ein Medium des Wandlungsprozesses ist und einer Anzahl begleitender Medien bedarf - auf alle Fälle wenn unser Ziel nicht ist, nur Symptome wegzumachen, sondern wirklich dem Menschen zu helfen zu dem zu werden, wie er gemeint ist. Und da gehört beispielsweise das seelsorgerische Gespräch dazu, da zählt die psychotherapeutische Intervention dazu, die Arbeit mit Träumen, die Trance, die Meditation, das Gebet oder das systemische Ritual. Also wir sehen in der Prozeßorientierten Homöopathie begleitende Maßnahmen in einem sehr positiven Licht und wir propagieren sogar, diese zum Wohle des Patienten anzuwenden.

Gibt es Patienten, bei denen Du die Trance besonders gezielt als ein solches Medium einsetzen würdest?

Es gibt zwei extrem verschiedene Gruppen von Patienten, wo ich die Trance besonders gerne anwende. Einmal Patienten, wo spontan sehr wenige innere Bilder und Träume auftreten, die sie mir erzählen können. Da kann die Trance Räume öffnen, die sich nicht von selbst öffnen. Und dann natürlich ist die Trance ein wunderbarer Weg für Patienten, die ausgesprochen offen sind für diese Bilder und sich von mir in diese innere Bilderwelt hineinführen lassen. Also einmal, wenn es zu wenig Bilder gibt und zum anderen, wenn die Bildermenge groß und manchmal unüberschaubar ist und die Trance ein klärender und strukturierender Eingriff sein kann.

Die Trancen, die hier in diesem Buch aufgeführt sind, sind ja arzneimittelspezifische Trancen, die voraussetzen, daß der Therapeut das Mittel des Patienten bereits kennt. Gibt es auch die Möglichkeit, Trancen für die ***Arzneimittelfindung*** *zu verwenden?*

Ja, wenn zum Beispiel der Patient über Angst klagt, ich nehme mal dieses Beispiel, aber diese Angst sehr diffus ist und wir wissen nicht, wo diese Angst herkommt und haben auch sonst keine ausreichenden Informationen für die Arzneifindung. Dann kann man zum Beispiel eine therapeutisch-diagnostische Trance machen in den Raum dieser Angst, wo er den Seelenanteil entdecken kann, der Angst hat, und in der Trance kann man mit diesem Seelenanteil eine Anamnese machen. Man kann in der Trance diesen Seelenanteil befragen und dadurch im Grunde Symptome bekommen aus der Tiefe der Seele, die man so vom Patienten im „Wachzustand" schlichtweg nicht bekommen konnte.

Bei welchen Patienten hältst Du Trancen für schwer durchführbar oder würdest vielleicht sogar ganz davon abraten?

Ich würde davon abraten, mit solchen Patienten Trancen zu machen, die sich in seelisch bedrohlichen Zuständen befinden, die also psychotische oder schwer neurotische Krankheitsbilder aufweisen, weil meine persönliche Ausbildung eben einfach, was den psychiatrischen Bereich betrifft, viel zu unvollständig ist und ich auch in dem Sinne kein ausgebildeter Psychotherapeut bin, sondern mich eher als seelsorgerischer Begleiter sehe. Dazu muß ich sagen, daß sowieso alle psychisch schwerer erkrankten Patienten von mir in psychotherapeutischer oder psychiatrischer Behandlung sind, und selbst wenn ich mit ihnen Trancen mache, dies in

Abstimmung mit dem behandelnden Psychotherapeuten oder Psychiater passiert. Aber bei allen schwereren Krankheitsbildern, wo es erst mal um Stabilisierung und nicht um Aufdeckung geht, würde ich ohnehin eher auf die Nährmeditation, auf die Glaubenssatzarbeit oder auf die Imagination positiver, stärkender Bilder zurückgreifen als zur aufdeckenden Trance.

*Inwiefern kann es für **Homöopathen selbst**, die ein Arzneimittel kennenlernen oder ihre **Kenntnis** darüber vertiefen wollen, sinnvoll sein, sich mit einem Mittel in Form einer solchen Seelenreise zu beschäftigen? Worin liegen die Unterschiede beispielsweise zum klassischen Arzneimittelstudium oder zur Arzneimittelprüfung?*

Das klassische Arzneimittelstudium ist wichtig und unverzichtbar, ähnlich wie das Studium der bewährten Indikationen, um uns mit den bekannten Symptomen der Arzneien grundlegend vertraut zu machen, und keine Trance und keine Arzneimittelprüfung macht dieses Studium überflüssig.

Die Arzneimittelprüfung ist ein Weg, durch die Inkorporation der Arznei das Mittel auf sich wirken zu lassen. Da dies natürlich sehr tiefgreifende und sehr aufreibende Prozesse sein können, ist die Möglichkeit der Menge von Arzneimittelprüfungen begrenzt. Die Trance scheint nach unseren Erfahrungen eine Möglichkeit zu bieten, mit den archetypischen Qualitäten einer Arznei in Kontakt zu treten, ohne sich wie in einer Arzneimittelprüfung gleich für Wochen an dieses Mittel anschließen zu müssen. Ich kann theoretisch jeden Tag durch zwei Trancen zwei tiefe Seelenebenen von Arzneimitteln kennenlernen, aber ich kann unmöglich an einem Tag zwei Arzneimittel prüfen. Ich kann schon fast unmöglich in einem Monat zwei Arzneimittel prüfen. Also es bedeutet, daß wir in der Trance vielleicht nicht ganz so tief wie in einer Arzneiprüfung berührt werden - wobei ich schon unendlich tiefe Berührung in der Trance erlebt habe - aber doch zum Erlernen und Verstehen auf einer intuitiven Seelenebene wunderbar wirksame Trancen machen und sie auch oft machen können.

Was ist in der therapeutischen Anwendung und ***Durchführung einer Trance*** *mit einem Patienten zu beachten? Vielleicht hast Du ein paar Ratschläge, die für einen ungeübten Therapeuten die Durchführung erleichtern?*

Erstmal muß in der Zeit der Trance der Telefonhörer abgenommen sein und es muß wirklich Ruhe herrschen. Dann sollte der Patient im Grunde am Tag der Trance genug Zeit haben, das Erlebte zu verarbeiten, und man sollte für den Patienten in den nächsten Tagen erreichbar sein, wenn aus der Trance Dinge nach oben gekommen sind, die es einfach zu verarbeiten gibt. Sonst kann ich jedem Therapeuten nur empfehlen, mit seinen Patienten auch mit Trancearbeit zu arbeiten, weil es im Grunde einen sehr intimen, einen sehr liebevollen Kontakt zwischen der Seele des Therapeuten und der Seele des Patienten herstellt.

Der Ungeübte sollte vielleicht nicht gleich mit schwerstkranken Patienten beginnen, sondern vielleicht im Kreise der eigenen Supervisionsgruppe, im Kreise der eigenen Ausbildungsgruppe Trancen ausprobieren. Warum soll man nicht eine homöopathische Arbeitsgruppe mit einer gemeinsamen Trance beginnen? Ich weiß von mehreren Gruppen von Schülern von mir, die sich in Deutschland zusammengeschlossen haben, für die die gemeinsame Trancearbeit so wie die gemeinsame Leibarbeit ein integraler Bestandteil ihrer miteinander stattfindenden Ausbildung ist. Und das wichtigste ist natürlich, sich immer wieder selbst trancen zu lassen und über die Vortragscassetten der homöopathischen Sonntage*) gibt es ja die Möglichkeit, sich immer wieder diese Trancen anzuhören, und man kann sich mit diesem Buch nun auch selbst die Trancen auf Tonband sprechen oder mit Kollegen durchführen.

*) Bezugsquelle siehe Anhang

Damit sind wir gleich bei der nächsten Frage: Bislang existierten Deine Phantasiereisen nur als Tonaufzeichnungen. Nun liegen sie erstmals in Schriftform vor. Für wen ist dieses Buch gemacht und gedacht?

Einmal natürlich für meine Schüler, die diese Trancen vielleicht im Rahmen von Arbeitsgruppen immer mal wieder miteinander wiederholen wollen. Besonders für meine Schüler, die nicht hier vor Ort sind und die von Zeit zu Zeit mal eine Trance mit mir machen auf Seminaren, wo wir uns jedoch nur ein oder zweimal im Jahr treffen, und die einfach mehr Trancen zur Verfügung haben wollen, um mit ihnen zu arbeiten und vielleicht besonders für Menschen, die von mir ausgebildet worden sind oder mich kennen, die selbst lehrend tätig sind, denn das Hauptziel eines Lehrers ist ja auch, Lehrer auszubilden. Und diese Trancen bieten ein Gerüst zum Einstieg in die Trancearbeit, wobei mein Ziel natürlich ist, daß jeder Therapeut aus dem Reichtum seiner eigenen Seele seine eigenen Trancen kreiiert. Und es könnte darüber hinaus im Grunde für alle Menschen interessant und lesenswert sein, die an Homöopathie überhaupt interessiert sind und Arzneimittel auch auf Ebenen oder in Bildern kennenlernen wollen, die nicht in den klassischen Arzneimittelbildern zu finden sind.

Damit deutest Du schon die Antwort auf die nächste Frage an: Wie soll ein Behandler, der Deine Phantasiereisen anwenden möchte, generell mit ihnen umgehen? Empfiehlst Du, bei Deinem Text zu bleiben oder soll/kann er ***geändert werden****?*

Er kann beim Text bleiben und der Text wird wirken, d.h. diese Trancen können nachgesprochen werden und sind bestimmt auch nachgesprochen wirksam, aber mein Ziel ist es im Grunde nicht, diese Trancen hier den Kollegen an die Hand zu geben zum Nachbeten, sondern eher als eine Aufforderung oder Anregung, selbst intuitiv aus der Tiefe ihrer Seele kommend, ihre eigenen Trancen entstehen zu lassen. Er kann so vorgehen, daß er zwar weiß, was die wichtigsten Themen des Mittels sind, das er jetzt trancen will. Aber was ich tue, wenn ich Menschen trance, ist, daß ich eigentlich selbst in Trance gehe und letztendlich das als Trance vorgebe, was ich in meiner eigenen Trance sehe. Also ich führe die Menschen im Grunde durch die Bilder, die mir selbst durch das herbeigerufene Arzneimittelwesen offenbart werden und biete ihnen an, mir zu folgen. Deshalb wird auch jede Trance von mir zu jedem Mittel unterschiedlich sein, es gibt nicht *die* Calcium-Trance. Die Trancen, die wir in diesem Buch vorstellen, sind Beispieltrancen, an denen man seine eigene Phantasie, seine eigene Kreativität entwickeln kann.

Was sind Deine ***Wünsche und Pläne*** *für die Zukunft, soweit es die Seelenreisen anbelangt?*

Einmal sehe ich in meinem eigenen Prozeß, daß die Tendenz immer mehr dazu geht, mit Gruppen auf der Ebene der Trance, der Leibarbeit und der Selbsterfahrung zu arbeiten. Nachdem ich jetzt fast 15 Jahre lang mit sehr großen Gruppen in Form von Arzneimittelvorträgen gearbeitet habe, merke ich, daß mein inneres Verlangen jetzt mehr geht in Richtung Stille und intensivere und tiefere Arbeit mit kleineren Gruppen, vielleicht auch eher mit therapeutisch Tätigen, denen ich die Zugänge zu diesen Seelenräumen eröffnen möchte, die sie dann bei ihren Patienten eröffnen müssen, um denen wirklich Wandlung zukommen zu lassen. Also es wird in Zukunft wohl stiller, aber bei weitem seelenhafter werden. Und dies ist mein Wunsch für mich.

Der andere Wunsch an meine Schüler ist, sich immer mehr zu trauen, selbst in diese Seelenwelten einzusteigen und immer mehr diese zwar sehr stille, aber sehr liebevolle und sehr berührende Arbeit auch mir nachzutun.

Anschrift des Autors
Andreas Krüger, Leibnizstr.46, 10629 Berlin

Vorwort des Herausgebers

Dieses Buch ist ein Geschenk, ein Geschenk in mehrfachem Sinne. Zuerst entstanden als ein Geschenk, das ich Andreas Krüger vor zwei Jahren zu seinem 40. Geburtstag machte, bei einem rauschenden Fest an der Samuel-Hahnemann-Schule. Es bestand aus der Absichtserklärung, mehr noch aus der Verpflichtung zu einem Dienst, nämlich aus seinen bis damals gehaltenen und künftig zu erwartenden Trancen - bislang nur gesprochen auf Cassetten, nie schriftlich vorliegend - ein Buch zu machen. Nun ist es so weit, das Buch ist fertig und ich kann das Geschenk überreichen.

Es war und ist ein Geschenk aus Dankbarkeit, die ich hier gerne noch einmal öffentlich bekenne: Dankbarkeit als Schüler an meinen wunderbarsten Lehrer, von dem ich drei Jahre lang intensiv im Kurs und viele Jahre danach so viel über die menschliche Seele erfahren habe, weit mehr als in sechs Jahren Psychologiestudium. Dankbarkeit auch als sein Mitarbeiter, Kollege und Freund für seine stets wohlwollende Unterstützung und Förderung. Dankbarkeit als Dozent an dieser Schule an den Schulleiter Krüger, dem es immer wieder gelingt, den manchmal schwer zu bändigenden alchemistischen Kochtopf eines solchen Hauses zum Versammlungsort einer großen Familie zu machen. Dankbarkeit aber insbesondere und ganz persönlich als Patient an den Therapeuten, dem es gelungen ist, mit Weisheit, Beharrlichkeit und vor allem „liebender Güte“ (O-Ton Andreas) mit mir zusammen meine scheinbar unlöslichsten Lebensknoten aufzulösen.

Noch ein paar Worte, wie es zu diesem Geschenk gekommen ist: Bei der wunderbaren Pulsatilla-Trance (in diesem Buch veröffentlicht), als ich mich gerade im Herzen Afrikas befand, kam mir (getranced?) plötzlich die Idee, daß man die vielen Reisen, die verstreut und bestenfalls einzelnen zugänglich auf Cassetten „brach“ herumliegen, abschreiben und damit einem größeren Kreis von Interessenten zugänglich machen könnte. Andreas selber ist bei Gott kein Schreiberling. Er ist ein Pionier der Seele. Seine Quellen sind Intuition und Inspiration und sein Medium ist das gesprochene Wort und die berührende Hand. Also lag es nahe, daß ich ihm meine Leidenschaft, gesprochenes Wort in Schriftform zu bringen, zu sammeln und zu ordnen, zur Verfügung stelle. Eine ähnliche Aufgabe habe ich mir ja schon mit der „Symbolischen Materia Medica“ vorgenommen, und der unerwartet große Erfolg jenes Buches bestätigte meine Vermutung, daß ein großer Bedarf vorhanden ist für Wissen dieser Art. Ich weiß inzwischen, wie viele Schüler und Freunde von Andreas auf diese Trance-Texte warten.

Und so komme ich zur zweiten Bedeutung dieses Geschenks: es ist ein Geschenk von Andreas an *alle* Menschen, die an Homöopathie interessiert sind und offen sind für Arzneibegegnungen dieser Art. Ein Geschenk, das Andreas Krüger der Homöopathie gemacht hat, denn die Verbindung von Trancen und Homöopathie ist sein ureigenster Beitrag zu dieser vielseitigen Heilmethode. Und als drittes - ehrlich muß ich es zugeben - und nicht zuletzt, ist es ganz eigennützig auch ein Geschenk, das ich mir selber mache. Eine Möglichkeit für mich (und hoffentlich für andere auch), Trancen in meiner eigenen Arbeit als Therapeut einzusetzen. Denn leider habe ich nicht, wie Andreas, die große Gabe, Trancen einfach „frei zu channeln“. So dienen mir die Texte als Stütze, als Anleitung, als Hilfe. Ich habe es bereits mehrfach ausprobiert und - es funktioniert, ebenso wie die diagnostische und heilende Arbeit mit Träumen, wenn man sich nur darauf einläßt.

So wünsche ich Andreas weiterhin viele schöne und heilsam wirkende Inspirationen zu seinen künftigen Reisen. Bei genügend Interesse der Leserschaft kann es auch einen

Nachfolgeband geben - der Leser lasse mich dies wissen (siehe Verlagsadresse letzte Seite).

Ich hoffe, daß ein wenig von dem, was im direkten Kontakt mit Andreas Krüger als Seelen-Reiseleiter an innerer Begegnung mit der eigenen Seele möglich ist, durch dieses Buch vermittelt werden kann.

Martin Bomhardt
Berlin, Januar 1997

Erläuterungen zu den Texten

Einführung in die Texte für Trance-Unkundige

Die Trance, begrifflich kurz gefaßt als geführte Begegnung mit inneren, aus den Tiefen der Seele kommenden Bildern im entspannten Zustand, ist ein ähnliches Phänomen wie der Traum oder das Märchen und folgt ähnlichen Gegebenheiten und Eigenarten, wobei in der Trance die Richtung erst einmal vorgegeben wird und diese Richtung oft vergleichbar ist mit einer gezielten Rückführung in die eigene(n) Biographie(n). Die Trance entspricht damit der Urbedeutung von *Anamnese*:

Anamnesis

Anà|mne|sis *die;* -, ...mnesen: Wiedererinnerung der Seele an vor der Geburt, d.h. vor ihrer Vereinigung mit dem Körper, geschaute Wahrheiten (griech. Philos.).
(aus dem „Duden: Die deutsche Rechtschreibung", 21.Aufl., LexiROM 2.0)

In diesem Sinne eines „gezielten Traums" sind die Texte aufzufassen. Wie im Traum gibt es logische Brüche. Es gibt Zeitsprünge, Orte jenseits der Zeit, Gestalten jenseits der Wirklichkeit.
„Rufe mit mutiger Stimme in die Abgründe der Jahrtausende hinein..." „Es gibt für dich keine Zeit und keine Entfernung. Wo du hinwillst, bist du im nächsten Moment."

Wer das nicht hinnehmen kann, für den ist dieses Buch nicht geeignet.

Was passiert in den Trancen? Es finden Begegnungen statt mit Archetypen (im Sinne C.G. Jungs), also mit Geschöpfen und Urgestalten unseres individuellen und kollektiven Unbewußten. Es kommt zur Begegnung mit inneren „Elementalen" (Daskalos), d.h. den Qualitäten, die als Glaubenssätze, (Fehl)Haltungen, Vorurteile unser Leben und unsere Einstellung zu uns selbst und zur Welt und den Umgang mit anderen Menschen prägen. Dabei werden

Seelenräume ausgekundschaftet und Urquellen unserer Kraft können gefunden werden, unserer Lebenskraft!

Und es können Fragen gestellt werden an Teilaspekte unserer „Multiplen Persönlichkeit", die in Form von Gestalten, von „Teilpersönlichkeiten" (ein Begriff aus der Psychosynthese-Arbeit von Roberto Assagioli), auftreten. Und man kann mit ihnen sprechen. Eine Verwandlung der Gestalten ist möglich, eine Integration der Teilpersönlichkeiten, eine Umwandlung der pathologischen Elementale, im besten Falle: Versöhnung. Verwandlung und Versöhnung als ein zentraler Teil von Heilung.

„Du verschmilzt mit diesem Stier, mit deinem Mensch gewordenen Gott Zeus. Du bist Stier, du bist Zeus, du bist der Gehörnte und du galoppierst in die Nacht."

Erläuterungen zur Transkription der Texte

Wenn Texte von einem live gesprochenem Vortrag übertragen werden in Schriftform, so sind Kompromisse zu machen zwischen dem Wortlaut der Rede und der Schriftform. Deshalb ein paar Anmerkungen zur Sprache. Es war mir ein Grundanliegen, am „Protokoll" der gesprochenen Texte so wenig wie möglich zu ändern. Die Schrifttexte sind daher weitestgehend identisch mit den tatsächlichen Sprechtexten, wie sie auch auf den Cassetten zu hören sind. Veränderungen habe ich, so behutsam wie möglich, überhaupt nur dort vorgenommen, wo die Grammatik oder Ausdrucksweise vielleicht so berlinerisch war, daß ein Fremder sie nur schwer verstehen würde. Veränderungen also nur, soweit es für Lesbarkeit bzw. Sprechbarkeit geboten erschien. Andreas benutzt bei den Trancen einen ganz eigenenen Sprechstil. So beginnt er beispielsweise viele Sätze mit „Und", um Übergänge zu schaffen. Oder er verbindet Gedanken und Bilder oft durch Verschachtelungen und Bandwurmsätze, was für einen strengen Germanisten ein Graus wäre, jedoch für die Trance geradezu geboten erscheint, um einen Zustand tiefster Versenkung zu erreichen.

Die einzige umfangreiche Veränderung in allen Texten war die Umsetzung von der Ihr-Form in die Du-Form. Andreas hat seine Trancen immer vor Gruppen gesprochen und die Teilnehmer mit „Ihr“ angeredet. Da dieses Buch jedoch eher im Einzelkontakt verwendet werden dürfte, entschlossen wir uns zur Übertragung in die noch direktere und persönlichere Du-Form.

Anmerkungen zum Gebrauch

Das Buch kann vom Benutzer selbst gelesen werden wie ein Märchenbuch. Doch ähnlich wie bei Märchen ist es bei weitem erlebnisreicher, spannender und letztendlich sinnvoller, sich die Texte vorlesen zu lassen, d.h. sich selbst zu entspannen, die Augen zu schließen und sich in die Trance zu begeben.

Dabei möge der Vorleser, Trance-Leiter oder wer auch immer die Trancen anderen vorträgt, folgendes beachten:

- Den Text möglichst vorher schon einmal gelesen haben, evtl. Veränderungen nach persönlicher Vorliebe anbringen, anpassen; Stolperstellen der manchmal verschachtelten Satzkonstruktionen kennen.

- Möglichst *langsam* lesen, mit ruhiger Stimme.
§84 Organon: „Bloß langsam zu sprechen ermahne sie der Arzt gleich Anfangs,..."

- Längere Besinnungspausen machen, wo es sinnvoll erscheint. Die Sprechpausen, die Andreas Krüger gemacht hat, sind jeweils mit *** gekennzeichnet.

- Geschlechtsspezifische Doppelformulierungen sind meist mit '( )' angedeutet.
Bsp.: der Lehrer (die Lehrerin)
Ausgenommen dort, wo es sich um das Geschlecht des Getrancten selbst handelt, können ruhig beide Geschlechtsformen vorgelesen werden, da der Trancesprecher nicht wissen kann, ob der Getrancte einer männlichen oder weiblichen (oder androgynen) Figur begegnet.

- Die Markierungen [ ] bezeichnen Textteile, die nicht unbedingt zu sprechen sind, sondern Nebenbemerkungen von

Andreas Krüger sind, oft an den jeweiligen Tag oder Ort der gehaltenen Trance gebunden, manchmal auch Hinweise zum betreffenden Arzneimittel enthaltend.

Meditation

Über die unterschiedliche Bedeutung von Meditation und Trance äußert sich Andreas Krüger in seinem Interview. Leider sind nicht bei allen Mitteln Meditationen verfügbar. Sie können jedoch mit etwas Übung von Therapeut und Patient gemeinsam erarbeitet werden, indem man den Patienten selbst Qualitäten für Ein- und Ausatmung sowie eine Farbe des bestrahlenden Lichts finden läßt.

Entspannungsvorbereitung

Leider sind auch nicht bei allen Trancen die Entspannungsanweisungen zu Beginn vorhanden. Man nehme in diesen Fällen eine Entspannungsanweisung aus einer anderen Trance. Geübte können das auch frei tun. Warum sind die so ähnlichen Entspannungsanweisungen überhaupt immer wieder abgedruckt? Zu diesem Schritt habe ich mich entschlossen, da es doch eine gewisse Variation der Anweisungen gibt, die auch einen Bezug zum jeweiligen Mittel haben können und unterschiedliche Schwerpunkte setzen können. Und sie zeigen, daß trotz der Ähnlichkeit des Rituals eine Trance nicht zur Liturgie zu werden braucht.

Vorbereitung zur Trance
(gesprochen vor einer Gruppe)

Eigentlich ist die Trance etwas völlig unkompliziertes, harmloses, gefahrloses, wenn man sich an die Regeln hält. Die Regeln sind folgende:

Erst einmal verspreche ich Dir, Dich nicht willentlich zu manipulieren, Dir Böses zu tun, irgendwelche stereotaktischen Operationen mit Deinem Gehirn durchzuführen. Das bedeutet, ich werde Dir verbal eine Reise anbieten, Bilder anbieten [von denen ich selbst noch nicht 100%ig weiß, wie sie aussehen werden] und ich biete Dir an, diesen Bildern zu folgen, einfach die Augen zu schließen und diesen Bildern zu folgen und wenn es Dir lieb ist, Dich von diesen Bildern berühren zu lassen; was überhaupt nicht heißt, daß Du die gleichen Bilder haben mußt wie ich, sondern alles, was an Bildern kommt, was an Gefühlen kommt, was an Wahrnehmungen kommt, an Gerüchen etc., ist völlig o.k. Und mit diesen Bildern folgst Du meiner Stimme bis zu dem Punkt, wo ich Dich wieder zurückrufe.

Wenn zwischendurch irgendein Bild da ist, irgendein Gefühl da ist, was Dir Angst macht, was Du nicht aushalten kannst, was Dir eklig ist, was Du einfach nicht haben willst oder wenn Dir das Ganze einfach zu dumm ist oder Dich meine Stimme nervt, dann kannst Du das sofort „droppen", indem Du tief einatmest, sagst „Leck mich" und die Augen aufmachst - schon ist die Trance gedroppt. Ich bitte Dich nur um eines: nicht den Raum zu verlassen - mit offenen Augen ist meine Stimme völlig harmlos - sondern einfach sitzenzubleiben und sich schlimmstenfalls die Ohren zuzuhalten, denn rauslaufen stört halt, macht Unruhe. Die Trance wird ungefähr 20 Minuten dauern, danach machen wir eine kurze Pause zum Aufschreiben, zum Durchatmen.

Drachenzeit

Die Ketten zerrissen,
das Feuer entfacht,
wieder fliegen, gemeinsam,
durch die Unendlichkeiten der Stille.

Drachentreue,
Drachenliebe,
Drachenlachen,
Welten zerstören, Welten aufbauen,

Heimkehr zur Mutter,
schreckliche Mutter, zärtliche Mutter,
Drachenzeit.

(Andreas Krüger)

Aurum

Die Begegnung mit Gott in der tiefsten Verzweiflung

Meditation

Du setzt Dich bitte so aufrecht wie möglich hin, entweder Halblotus, Vollotus, Viertellotus, Kniesitz, so aufrecht wie möglich. Du schließt die Augen, stellst Dir vor, wie aus Deinem Scheitelchakra Wurzeln in den Himmel wachsen, Wurzeln die sich in den Lampen dieses Raumes verankern; wie aus Deinem Basischakra, wie aus Deinem Gesäß Wurzeln in den Boden hineinwachsen, die sich hier verankern. Und spüre, wie Du regelrecht aufgehangen wirst zwischen den Kräften des Unten und den Kräften des Oben. Und wie Du ohne viel Kraftaufwand zwischen diesen Kräften sitzen kannst, aufrecht, locker, gelöst.

Und dann stell Dir die Sonne vor, eine wundervolle, schöne Sonne, wunderschön und Du spürst, wie ihre Strahlen Dich erwärmen. Alles was kalt ist, alles was traurig ist, alles was sehnsuchtsvoll ist, wird warm, bekommt Hoffnung, bekommt Freude. Und Dein Körper ist ganz transparent für die Strahlen dieser Sonne, ganz offen für ihr Licht. Und das Licht der Sonne tritt in jede Zelle von Dir ein, in jeden Winkel Deines Leibes und Deines Geistes.

***

Und wenn Du ganz durchwärmt bist, ganz durchlichtet bist, denk einmal beim Einatmen, die Sonne verstehend als Symbol des Vaters, als Symbol des Gottes, das Wort *Vater*. Atme das Wort, die Energie, das Gefühl für *Vater* ein in Dein Herz. Und aus Deinem Herzen heraus, atme zurück in die Sonne hinein, ihr Licht verstärkend, das

Wort *Liebe*. Einatmen *Vater*, ausatmen *Liebe*. Und indem Du das tust, laß sich diese Sonne langsam verwandeln in das Bild Deines realen Vaters. Und versuche, vielleicht einmal heute alles wegzulassen, was die Sonne Deines Vaters verdunkelt, alle Vorwürfe, allen Haß, allen Zorn. Versuche einmal hier und jetzt alles wegzulassen. Sondern nimm ihn ganz an und gib ihm Deine Liebe. Und laß, wenn Du Deinen Vater imaginierst, etwas in und um ihn herum leuchten vom Strahlen der Sonne - heute [morgen] darf es Dein strahlender Vater sein, der strahlende Vater.

Vater - Liebe, Vater - Liebe...

Und schau Deinem Vater ins Gesicht, und schau, wie dankbar, wie unendlich dankbar er ist, von Dir angenommen zu werden und spüre, wie er auch Dich liebt, ganz und gar. Und dann schau Deinem Vater tief in die Augen und höre, denn Dein Vater möchte Dir etwas sagen und er spricht zu Dir folgende Worte:

„Mein über alles geliebtes Kind: Ich bin Dein Vater und Du bist mein Kind. Und ich liebe Dich von ganzem Herzen und mit ganzer Seele. Und ich will Dir sagen, was immer ich Dir angetan habe, es tut mir heute hier und jetzt unendlich leid. Bitte verzeih' mir."

Laß Dich von den Worten des Vaters berühren, gib ihm die Möglichkeit, Dir dies sagen zu können. Und dann, wenn Du willst, führ eine Bewegung durch und wenn Du glaubst, es ist gut für Dich, führe diese Bewegung so weit durch, bis die Stirn den Boden berührt: Verneige Dich vor dem Bild Deines inneren Vaters. Verneige Dich und führe diese Bewegung ruhig in der Realität aus und wenn es Dir unangenehm ist oder nicht richtig ist jetzt im Moment, führe die Bewegung im inneren Bild aus. Und dann leg die Hände neben den

Kopf und die Handflächen nach vorne, die Handflächen nach oben, um zu empfangen und sprich zu Deinem Vater:

„Geliebter Vater, ich gebe Dir die Ehre. Du bist mein Vater, ich bin Dein Kind. Was alles zwischen uns gestanden hat - ab heute soll es nicht mehr zählen. Bitte lieber Vater: segne mich und sei freundlich zu mir. Und ich will Dich annehmen. Ich will Dich nehmen wie Du bist, ganz und gar, damit es weitergeht durch mich von Dir, so wie es weiterging von Deinem Vater zu Dir, und vom Vater des Vaters, und von den Vätern durch die Väter und durch die Söhne und durch die Töchter seit Anbeginn der Zeit"

Und spüre seine warmen liebevollen Hände auf Deinem Kopf, segnende Hände. Und dann richte Dich langsam wieder auf und schau dem Vater in seine Augen, und wenn es noch irgendetwas gibt, was Du dem Vater sagen wolltest, dann sag es ihm jetzt.

***

Und wenn Du ihm alles gesagt hast, was es ihm zu sagen gilt: Nimm ihn mit einer Einatmung in Dein Herz. Nimm mit der Geste, die Arme vor der Brust verkreuzend, das Bild ins Herz. Schließe die inneren Augen, öffne die äußeren Augen und komme langsam wieder zurück.

Trance

(Vorbereitung im Liegen)

Versuche, Dich ganz diesem Boden hinzugeben, Dich abzugeben an diesen Boden. Versuche, ganz anzukommen, hier zu sein, Dich dem Wort anzuvertrauen. Und dann laß nach und nach den Leib los, zuerst den Kopf, das Gesicht, die Augen, ganz loslassen; dann die Schultern, die Arme, die Hände. Dann den Brustkorb, den Rücken, den Bauch, die Genitalien, den Anus, das Gesäß, Beine und Füße. Alles ganz loslassen.

Und wenn alles ganz losgelassen ist, dann öffnest Du heute Deine inneren Augen in dieser ganz realen Welt, aber Du imaginierst Dir eine akute reale Situation, wie sie schöner und besser nicht sein könnte. Du imaginierst Dir eine Situation, wie Du sie Dir schon immer in Deinem Leben gewünscht hättest. Du bist zum Beispiel ein erfolgreicher Heilpraktiker. Du kannst Deine Patienten heilen, sie glücklich machen; sie sind Dir dankbar. Du verdienst viel, viel Geld, soviel Geld, wie Du gar nicht ausgeben kannst. Du hast ein wunderbares Haus, eine herrliche Wohnung, geliebte Menschen um Dich herum; wenn Du willst, eine frohe, Dich liebende Schar von Kindern. Du hast einen attraktiven, Dich liebenden, Dich begehrenden, Dich ehrenden Partner. Und Du hast auch Deinen Frieden mit Gott. Du bist ohne Frage ein spiritueller Mensch. Du hast Gott gedankt für dieses Füllhorn seiner Liebe und seiner Güte, das er über Dich ausgeschüttet hat. Und Du bist rund, mit Dir, mit Deinem Leben, mit der Schöpfung, mit Deinem Herrgott. Du bist ein glücklicher, sonnenhafter Mensch und nicht selten sagt jemand zu Dir: „Du bist ein

Sonntagskind." Genieße dieses wunderbare, traumhafte, sonnenhafte Leben. Diesen Frieden mit der Welt, mit den Menschen, mit Gott; diesen Luxus - ohne Frage auch diesen Luxus. Denn Du kannst das Auto fahren, das Du schon immer fahren wolltest. Du kannst die schönsten Reisen machen, die man sich vorstellen kann. Es ist ein Leben, wie wir es nur aus Erzählungen kennen vielleicht, aber heute, in dieser Trance, ist dieses Leben Deine Realität. Geh hinein und leb es.

***

Imaginiere Dich in einem normalen Tageslauf, imaginiere Dir das Lachen Deiner Kinder, den Eros mit Deiner Frau (mit Deinem Mann). Imaginiere Dir einen ganz normalen Tag dieses Lebens.

***

Wie schön ist Dein Leben... Und dann, dazu nimm alle Kraft und allen Mut zusammen: Imaginiere Dir, wie all dies in sehr kurzer Zeit zusammenbricht. Es kommen keine Patienten mehr; das Geld bleibt aus. Deine Frau (Dein Mann) verläßt Dich, ein Kind stirbt - und Gott schweigt. Dein Gott schweigt. Zerstöre, zerschlage, vernichte dieses Bild des Glücks und imaginiere Dir ähnlich stark, wie Du Dir das Glück imaginiert hast, furchtbarstes Elend, in das Du hineinkommst. Und sei sensibel für den Unterschied der Qualitäten. Wie geht es Dir, wenn in Dein perfektes Glück der völlige Niedergang dieses Glückes hineinbricht?

***

Alles ist zerstört, die Sonne verdunkelt, die Praxis verödet, das Haus leer, die Kinder dahin. Und Gott, Gott hat Dich verraten, Dich, der ihn so geliebt hat, der immer dankbar war, Dich hat er verraten. Geh in dieses Gefühl dieses Gottesverrats, dieses Zusammenbruchs all dessen, was vorher so perfekt war. Geh in diese Verdunklung der Sonne, geh in all diese Gefühle hinein, spüre sie. Spüre, wie Dein Herz zerbricht, wie das Licht erlischt, all das spüre.

***

Und dann, dann entscheidest Du Dich: Das willst Du nicht mehr mitmachen - alle sind weg, Frau (Mann), Kinder, Freunde. Alle haben Dich in diesem Elend verlassen, und auch Dein Gott schweigt. Wenn alles schweigt, dann willst auch Du nicht mehr sein. Und Du überlegst Dir, wie Du Dich aus diesem Leben hinausbefördern könntest, wie Du diesem Leben ein Ende setzen könntest. Wie bringe ich mich um? Überleg es Dir, organisiere es, plane es und leite alles in die Wege, um endlich diesem jammervollen Leben ein Ende zu setzen, endlich Schluß machen. Wie machst Du Schluß?

***

Und dann ist es so weit: Du willst Dich aus dem Leben hinauskatapultieren, Du willst Schluß machen. Du hast den Strick in der Hand; der Revolver liegt vor Dir; das Fenster ist offen; mit 200 Stundenkilometern rast Du auf den Baum zu ...

... doch da ist noch was. Mit einem Mal geht in der Stille eine Veränderung vor sich. Und es entsteht ein Laut, vielleicht eine Melodie, vielleicht ein Ton und Du hältst inne. Du legst den Revolver wieder hin, Du ziehst das Auto wieder auf die normale Spur, Du steigst vom Stuhl. Was war das? Was war das für ein Geräusch? Was war das für ein Ton? Und Du spürst: Da ist noch was im Raum, in mir, etwas, was ich zutiefst kenne, was ich schon oft gespürt habe, aber lange Zeit war es weg. Und

Du hörst tief in Dir drin die Worte: „Fürchte Dich nicht, fürchte Dich nicht. Denn ich bin es, Dein Gott."

Und Du kannst es erst nicht glauben, Du denkst an Halluzinationen, aber die Stimme geht nicht. „Ich bin es, Du mir ähnlich Gewordener, tröste mich."

Und Du spürst, wie diese Gegenwart Dich anrührt, zerreißt und Du spürst das, was anzieht, aber Du spürst trotzdem auch Deinen Zorn. Gib Gott Deinen Zorn, gib Gott Deine Verzweiflung, schrei sie ihm ins Gesicht. Und schau: Wie erscheint Dir Gott? Nimmt er Gestalt an, oder ist er Ton, Buchstabe? Jedem wird sein Gott anders erscheinen. Aber sag ihm alles, sag ihm Deine Verzweiflung, sag ihm Deinen Fluch, sag ihm Deinen Zorn.

***

Und schau in das Angesicht Deines weinenden Gottes und erkenne, daß dieser Gott so leidet wie Du leidest. Und mit einem Mal beginnt dieser Gott zu sprechen und er sagt zu Dir:

„Mein trauriger Sohn (meine traurige Tochter). Gequält von dem mir zugeteilten Schicksal, höre. Höre Du treue(r) Verzweifelte(r). Einst, als ich wieder sah, wie man euch quält, meine geliebten Kinder, fing ich an zu weinen, göttliche Tränen, und da kam der Cherubim zu mir, der Höchste und er sagte: 'Herr, laß mich für Dich weinen, denn wie sollst Du weinen in Deiner Herrlichkeit?' Und ich merkte, daß der Cherubim mich nicht verstand, die Engel nicht Gott verstehen können. Und ich zog mich zurück ins Innerste des Heiligsten und hier mein Kind, sitze ich tagtäglich, wenn ich sehe, welches Leid euch, meinen auserwählten Kindern passiert, und weine und alle meine Tränen fallen in einen Becher. Und dieser Becher heißt der Tränenbecher und wenn ich diesen Becher vollgeweint habe, dann wird der Messias kommen."

Schau Deinen Gott an, der, der Dir so ähnlich ist, so ähnlich in seiner Herrlichkeit und so ähnlich in seiner unendlichen Traurigkeit. Da stehst Du Mensch, und da steht Dein Gott. Du hast alles verloren, aber er hat sich Dir offenbart. Wie geht es Dir damit, Mensch, und wie wird es in Deinem Leben damit weitergehen? Spüre zu Deinem Gott und spüre in diese Frage. Spüre in den hohen Preis, den Du bezahlt hast und überlege Dir: Wie soll es nach diesem Erlebnis mit diesem meinem Leben weitergehen? Spüre und laß Dir bei diesem Spüren Zeit.

***

Du hast Deinen Gott gefunden. Du hast dieses Finden bezahlt mit den Tränen der Verzweiflung. Ist der Preis zu hoch? Wie wollen wir Menschen richten... Spüre diesen gefundenen Gott und nimm diesen gefundenen Gott in Dein Herz. Nimm diesen gefundenen Gott in Dein Herz, laß sein Licht in Deinem Herzen leuchten und gib Dir Frieden. Ein Frieden, wie er nur sein kann, wenn der Gott im Herz leuchtet.

***

Und mit diesem Gefühl, durch die Erfahrung tiefen Leids Deinen Gott gefunden zu haben, erlebt zu haben, kehre wieder zurück in diesen Raum und in diese Zeit.

Barium Carbonicum

Die Reise zu den Zwergen

Meditation

Wir beginnen mit der Nährmeditation, indem wir uns, soweit wie wir es können, aufrecht hinsetzen. Die Füße auf den Boden stellen. Hände auf die Knie, auf die Oberschenkel legen, und sich ganz dem Ein- und Ausatemstrom hingeben, dem Ein- und Ausatemstrom hingeben.

***

Und dann stelle Dir vor, wie aus Deinen Füßen Wurzeln wachsen in den Boden, in die Erde, in die Mutter hinein, die Dich verwurzeln, die Dich festhalten, unausreißbar, tief verwurzelt. Und die gleichen Wurzeln stelle Dir vor, wie sie aus Deinem Scheitelchakra hinauswachsen, in den Himmel hinein, mindestens bis zur Deckenlampe, und Dich dort verwurzeln, festhalten. Und spüre dieses Aufgespanntsein, spüre dieses Aufgerichtetsein. Und wenn Du aufgerichtet bist, verwurzelt bist, Deine Gedanken des heutigen Tages soweit wie möglich losgelassen hast, dann öffne Deine inneren Augen und blicke zurück. Blicke zurück in die Tage Deiner Kindheit und suche Dein Kind. Suche Dein Kind, Dein unsicheres Kind, Dein kleines Kind, Dein ängstliches Kind, Dein sich schämendes Kind, Dein ausgelachtes Kind. Geh vielleicht zurück in eine Situation, in eine Zeit, wo Deinem Kind das widerfahren ist, vor dem wir uns vielleicht alle als Kinder so gefürchtet haben: ausgelacht zu werden, verlacht zu werden, ungeschützt dem Gespött der anderen Menschen, Mitschüler, Eltern, Verwandten ausgesetzt gewesen zu sein. Und dieses Kind, das sich dumm fühlt, das sich unfähig fühlt, das sich vielleicht auch noch häßlich fühlt: dieses Kind schau an. Schau ihm in die Augen, spüre seine Angst, seinen Schmerz, seine Unsicherheit und dann frage dieses Kind - wenn es schon sprechen kann mit den Fähigkeiten des Wortes - sonst frage es mit Deiner Seele: „Mein Kind, was hast Du damals gebraucht, was brauchst Du jetzt immer noch? Was für Qualitäten, was für Energien hättest Du damals so nötig gehabt, um nicht zu zerbrechen, um nicht in den Rückzug zu gehen, um Dich wehren zu können?“

Und auf diese beiden Qualitäten höre, denn Dein Kind wird sie Dir sagen.

***

Und dann nimm diese Qualitäten in Deine Hände. Leg diese beiden Qualitäten, um die Dein Kind bittet, in Deine Hände. Schau sie Dir an: das *Vertrauen*, den *Mut*, die *Fröhlichkeit*, die *Liebe*, das *Angenommensein*, was es auch ist, worum Dein Kind gebeten hat. Und laß aus beiden Begriffen zusammen eine Farbqualität entstehen. Laß diese beiden Qualitäten, diese beiden Begriffe leuchten. Laß um diese beiden Begriffe eine Aura aus Farbe entstehen. Und dieses Licht nimm und bilde um Dich und Dein Kind eine Pyramide aus diesem Licht und sprich innerlich die Worte: „Wir sitzen unter einer Pyramide aus (...) Licht, das imprägniert ist mit den Qualitäten von (...)“

Und diese Pyramide umschließt euch nicht nur, sondern das Licht strahlt in die Pyramide hinein und macht nicht Halt an Deiner Haut, sondern dieses Licht, das imprägniert ist mit den Qualitäten, die dieses Kind damals und heute so nötig brauchte, dringt in euch ein und mit dem Licht diese Qualitäten, in jede Zelle eures

Leibes. Und da, wo die Angst, der Mindernickel und die Sorge am größten ist, leuchtet das Licht am stärksten.

***

Und dann laß aus dem gleichen Licht eine Verbindung entstehen von Deinem Herzen zum Herzen Deines Kindes, so daß Herz und Herz verbunden sind. Und dann prüfe beide Begriffe: Welcher Begriff paßt besser zur Einatmung? Welchen Begriff kannst Du besser durch Dein Kind, durch sein Herz, in Dein Herz atmen? *Annahme*, *Liebe*. Und welcher Begriff paßt besser zur Ausatmung? Zum Beispiel: *Mut*, *Fröhlichkeit*, *Du darfst*, *Schönheit*...

Und atme den einen Begriff ein, durch das Kind, durch sein Herz über den Strahl in Dein Herz. Und mit dem zweiten Begriff puste Dein Kind richtig auf, nähre Dein Kind, laß es wachsen. Und dies tu einige Male.

***

Und wenn Du einige Male diese Begriffe ventiliert hast, dann schau Deinem Kind noch einmal ganz tief in die Augen. Und wenn Du willst, kannst Du mir einige Worte, an das Kind gerichtet, nachsprechen: „Mein kleines inneres ausgelachtes ängstliches Kind: Ich liebe Dich von ganzem Herzen und ich weiß um die Kräfte, die in Dir schlummern, und ich werde Dir helfen diese Kräfte zu entfalten, auf daß Du nie mehr ausgelacht wirst, aber tagtäglich das Lachen der Erde hören wirst. Mein Kind, ich werde Dich schützen und Dich behüten. Und wenn ich es für lange Zeit nicht tat, möchte ich Dir sagen, wie unendlich leid mir dies tut."

Und dann nimm dieses Kind segnend in Deine Arme und dann tief in Dein Herz hinein. Nimm es in Dein Herz hinein mit dem Versprechen, es so lange in diesem Herzen zu behalten, wie es dort bleiben möchte. Und mit diesem Gefühl des Annehmens komme langsam wieder zurück in diesen Raum, in diese Zeit.

Trance

Laß den Leib in den Boden hineinsinken, den Kopf, den Hals, Arme, Hände, Oberkörper, Unterleib, die Beine, einfach schwer und weit werden lassen. Sich vertrauensvoll dem Boden anvertrauen, Platz nehmen, loslassen. Und versuche, ganz loszulassen, Dich fallen zu lassen, Dich treiben zu lassen, Dich dem Ton anzuvertrauen, Dich der Stimme anzuvertrauen.

Und wenn Du heute Deine inneren Augen öffnest, dann bist Du als kleines Kind in Deinem Kinderzimmer. Und Du bist alleine. Die Tür ist zu, vielleicht hörst Du noch die Stimmen der Eltern, aber Du bist alleine. Du bist alleine und Du ängstigst Dich, wie sich ein Kind ängstigt, das alleine sein muß, aber nicht alleine sein will, denn am liebsten wäre es immer bei seinen Eltern. Am liebsten würdest Du zwischen ihnen schlafen, nie von ihnen weggehen, aber leider verstehen dies die Erwachsenen nicht. Und spüre in diese Verlassenheit hinein, spüre in diese Sehnsucht nach Deinen Eltern hinein und versuche, Dich mit diesem einsamen Kind zu identifizieren.

***

Und mit einem Mal hörst Du ein Geräusch in Deinem Zimmer. Und da siehst Du, hinter Deinem Schrank hervorkommend, ein Wesen, und da Du es nicht erkennen kannst, machst Du Deine kleine Nachttischlampe an. Und da siehst Du ihn: Deinen Zwerg oder Deine Zwergin. Und der Zwerg sieht auch Dich und er hebt den Arm zum Gruß und er ruft Dir zu: „Stein und Treue, lang schütze uns die Kraft der Erde." Und Du spürst ein großes Vertrauen zu diesem Zwerg und Du steigst aus Deinem kleinen Bett und Du weißt, Du wirst ihm folgen. Und wie selbstverständlich winkt Dein Zwerg und mit seinem Winken öffnet er seine Hand und in dieser Hand ist Sternenstaub und er bläst in seine Hand und der Sternenstaub fliegt Dir entgegen, berührt Dich, und in diesem Moment schrumpfst Du. Du wirst kleiner und kleiner, bis Du so groß bist wie der Zwerg. Spüre Dich in der Größe des Zwerges und nimm die Umwelt aus seiner Perspektive wahr.

***

Und dann folge dem Zwerg, und wieder verschwindet er mit Dir hinter dem Schrank. Und hinter dem Schrank beginnt ein Stollen, ein Stollen, der immer tiefer in die Erde führt, ins große Reich Moria, ins Reich der Zwerge. Und trete mit Deinem Zwerg in dieses Reich ein und nehme es wahr. Folge Deinem Zwerg, folge dem Ton und schau Dir erst einmal ganz in Ruhe das Reich Deiner Zwerge an.

***

Wie leben Deine Zwerge, wie sieht ihr Reich aus? Schau Dir ihre Häuser an, ihre Höhlen, ihre Kultplätze, beobachte sie bei ihrer Arbeit und lausche ihren Geschichten, denn sie sind die Hüter der Erdkraft, die Hüter der Schätze der Mutter. Und immer tiefer führt Dich Dein Zwerg (Deine Zwergin) und da kommst Du in eine riesige Höhle und in dieser Höhle haben sich die Ältesten Deines Zwergenvolkes eingefunden, um Dich zu begrüßen. Und durch diese Höhle hindurch führt Dich Dein Zwerg noch tiefer in die Erde hinein und Du spürst den Puls der Erde, Du spürst ihre Kraft, ihre Sinnlichkeit und ihre Ewigkeit. Und Du wirst durchdrungen von der Sicherheit ihres Seins: Erdkraft, Schöpferin alles Lebens.

***

Und dann endet der Gang und er endet vor einer großen Tür und in diesen Raum mußt Du alleine gehen, denn dieser Raum ist das Zentrum der Erde, er ist der Hort der Erdkraft an sich. Geh in diesen Ort hinein und spüre die Kraft der Erde in ihrer konzentriertesten Form, den höchsten Schatz, den sie Dir zu geben hat. Und spüre, wie diese Kraft Dich durchdringt, die Kraft, die die Wälder wachsen läßt, die die Meere durchlebt, die Kraft, ohne die kein Leben möglich wäre. Und Du, Du stehst jetzt in ihrem Zentrum. Visualisiere diese Kraft, laß sie durch Dich hindurchfließen. An diesem Ort stirbt der Zweifel, verliert sich die Angst. An diesem Ort kannst Du Deiner Kraft gewahr werden.

***

Hier spürst Du die wilde Magie der Erde, die Kraft der Vulkane, die Kraft der Erze, der Steine, des Goldes. Und wenn Du sie ganz aufgenommen hast, diese Erdkraft in Dir, dann gehe aus diesem Raum wieder heraus, und wieder wird Dich Dein Zwerg führen durch das Labyrinth der Gänge und wieder führt er Dich, aber diesmal nach oben. Und erinnere Dich an diesen Raum und erinnere Dich an diesen Zwerg, denn wann immer Du ihn rufen wirst, wird er Dich zurückführen können in diesen Tempel der Erdkraft. Und schon siehst Du am Ausgang des Ganges das erste Tageslicht wieder, gestärkt, durchdrungen, ermutigt, verwandelt durch das Sehen und Spüren der Erdkraft, geführt von Deinen Zwergenbrüdern und -schwestern, durftest Du dieses Erlebnis haben und wenn Du jetzt wieder hinaustrittst, befindest Du Dich mitten im Wald. Du befindest Dich mitten im Wald und um Dich herum stehen die Zwerge, Deine Zwerge, um mit Dir Deine Initiation in die Erdkraft zu feiern. Ehrliche, tapfere, lustige Gesellen und Gesellinen. Du bist jetzt auch Bruder (Schwester) der Erdkraft, Hüterin der Erdkraft, Heilerin der Erdkraft, und ihr nehmt euch an den Händen und Du spürst den Kreis und Du wartest auf Töne, auf Töne einer Musik, zu der Du tanzen willst.

[*eine passende Musik kann gespielt werden*]

Und langsam beginnen sich Deine Zwerge zu bewegen und Du bewegst Dich mit. Und ihr tanzt unter den Pilzen und springt durch die Farne.

***

Und dann ist die Zeit des Abschieds, die Zeit, wo für dieses Mal der Zauber sich verflüchtigt und Du wieder groß werden mußt, darfst, kannst. Sag Adieu zu Deinen Zwergen und verlaß den Tanzplatz und kehre wieder in Dein Zimmer zurück, aber mit dem Wissen, nie mehr allein zu sein, weil Du die Erde gefunden hast und ihre liebsten und treuesten Hüter. Mit diesem Gefühl, von Erdkraft durchdrungen, verwandelt zu sein, die Führung der Zwerge erlebt zu haben und zu wissen, wie Du jederzeit wieder zu ihr zurückkehren kannst, komme langsam zurück in diesen Raum, in diese Zeit, atme tief durch, räkle Dich und öffne langsam wieder Deine äußeren Augen.

Calcium Carbonicum

Die Reise in die Heimat

Meditation

Ich bitte Dich erst mal, Dich einigermaßen aufrecht hinzusetzen. Stelle beide Beine bitte fest auf den Boden, die Hände auf den Oberschenkeln oder ineinander gelegt im Schoß und bemühe Dich beim ersten Teil der Übung um eine Aufrechte. Und dies kannst Du mit folgender Imagination unterstützen: Du imaginierst Dir, wie aus Deinen Füßen Wurzeln wachsen, kräftige, dicke Wurzeln in den Mutterboden hinein, durch die Decke, durch den Fußboden dieses Raumes hinunter in den Boden, in den Mutterboden. Und Du spürst, wie Deine Füße im Mütterlichen verwurzelt sind, und Du spürst diese Festigkeit, Du spürst diese Stabilität, Du spürst diese Sicherheit. Und Du merkst richtig, wie Deine Füße gezogen werden. Und dann spürst Du, wie aus Deinem Scheitel Wurzeln wachsen, die sich im Himmel, im Väterlichen, im Vater verwurzeln. Ebenso kräftige Wurzeln wie die aus Deinen Füßen, schlingen sich [um unsere wunderbaren Lampen und darüber hinaus] in die Sternenwelt hinaus und verwurzeln sich dort, so daß Du aufgespannt bist zwischen den Kräften der Erde und den Kräften des Himmels, zwischen den Kräften der Mutter und den Kräften des Vaters, getragen von beiden, im Kontakt mit beiden, gehalten von beiden.

Und dann stell Dir vor Dir stehend vor: Dein ängstliches kleines, in dieser Welt sich so gar nicht zurechtfindendes inneres Kind. Vielleicht fällt Dir eine Situation ein in Deinem Leben, wo dieses Kind die Welt so gar nicht verstanden hat, so gar nicht wußte, warum die Erwachsenen so völlig anders sind wie es selbst; warum diese Welt so böse ist, so brutal ist, so hart ist. Und stell Dir dieses Kind vor in seiner Sehnsucht nach Harmonie, nach Liebe, nach Nahrung, nach Geborgenheit. Und schau dieses Kind an mit Deinen inneren Augen und laß aus Deinen inneren Augen, kommend aus Deinem Herzen, einen großen dicken Strahl liebender Güte auf dieses Kind übergehen. Hülle Dein inneres Kind ein in diese liebende Güte und sage ihm mit diesem Einhüllen: „Ab heute bin ich Dir Vater und Mutter zusammen. Und ich will Dich behüten, will Dir glauben, will Dich nähren und will Dich liebkosen, wann immer Du es willst."

Und dann laß um Dich und Dein Kind herum eine Pyramide entstehen aus Licht, aus gelbem, satten gelben Licht, so gelb wie das Dotter des Eis. Dieses gelbe Licht ist imprägniert, ist besetzt mit den Qualitäten, mit den Inhalten der Begriffe *Heimat* und *Glaube*. In diesem Licht sind die Gefühle und die Qualitäten eingewoben, die für uns und unser Kind stehen und für unsere Sehnsucht nach *Heimat* und *Glaube*. Und dieses Licht umgibt Dich nicht nur schützend, sondern dieses Licht strahlt auch in das Innere der Pyramide hinein. Es erfüllt die Pyramide, es füllt die Pyramide aus, ganz und gar. Und es macht nicht einmal Halt an den Körpergrenzen Deines Kindes und Dir, sondern dieses Licht und seine Qualitäten dringt in Dich ein und in Dein Kind und gibt die Kraft von *Heimat* und *Glauben* in jede Zelle Deines und Deines Kindes Leib.

***

Und dann imaginiere Dir weiter, aus dem Herzen kommend, aus Deinem Herzen kommend und ins Herz des Kindes gehend, ebenfalls einen Strahl aus diesem gelben, carbonischen Heimat- und Glaubenslicht.

Imaginiere, wie dieser Strahl Dein Herz und das Herz des Kindes untrennbar verbindet. Und dann nimm als erstes den Begriff *Glauben* und atme diesen Begriff *Glauben* durch das Kind hindurch, durchwebe Dein Kind mit dem *Glauben* und atme diesen Begriff über den Strahl in Dein Herz hinein, beim Einatmen: *Glaube*. Und spüre beim Einatmen, wie der *Glaube* Dein Herz heilt. Und beim Ausatmen aus Deinem Herz heraus in das Herz des Kindes hinein, atme Begriff und Qualität *Heimat*. Beim Einatmen *Glaube*, beim Ausatmen *Heimat*. Und bleib bei dieser Übung einige Minuten. Den *Glauben* durch das Kind in Dich hinein einatmen, die *Heimat* aus Deinem Herzen heraus in das Kind nährend hinein ausatmen.

***

Und dann schau Dein Kind noch einmal mit der ganzen Zärtlichkeit Deiner Augen an und mache eine kleine Verbeugung vor Deinem Kind und wenn Du willst, spreche mir nach: „Mein inneres Kind, ich gebe Dir die Ehre. Es tut mir leid, daß ich Dich so oft übersehen und vernachlässigt habe, daß ich vielleicht auch oft über Deine Naivität gelacht habe. Aber heute will ich Dir versprechen mein Kind: Nie mehr will ich Dich alleine lassen. Nie mehr will ich Dich verlassen, verlachen."

Und mit dem nächsten Atemzug atme das Bild Deines imaginierten Kindes in Dein Herz hinein und spüre, wie das Bild Einzug nimmt in Dein Herz, und spüre Dein Kind, umwoben mit Glaube und Heimat, in Deinem Herzen sitzend. Alles Verrückte ist wieder gerade gerückt, aller Zweifel ist durch *Glauben* geheilt, alle Entwurzelung durch *Heimat* gefestigt. Und wer möchte, kann dieses letzte Bild des geschützten, glaubenden,

Heimat gefundenen Kindes mit einer kleinen Bewegung der Arme, die man zu den Schultern führt, in sich verankern. Und nun nimm dieses Kind, das Du da gerade gefunden und angenommen hast, mit auf eine Reise. Und wenn Du möchtest, kannst Du für diese Reise Deine Lage ein wenig verändern …

Trance

... Du kannst Dich jetzt so bequem wie möglich hinsetzen. Der Rücken muß nicht mehr gerade sein. Sehr bewährt ist ein Kutschersitz, oder wer möchte, kann sich eine Matte nehmen und sich auch legen. Ganz entspannt sein, und außer dem Gefühl zu diesem gerade wiedergefundenen Kind, alle andere Gefühle erst einmal loslassen und sie dem großen Ausatemstrom anvertrauen. Den Kopf loslassen, die Stirn, die lycopodischen Falten, das Kinn ganz locker, ganz carbonisch doof werden. Alle Verkrampfungen der Skepsis mit der Wärme des Vertrauens auflösen. Die Schultern, die Arme, der Brustkorb, der Rücken, das Becken: warm, weit, schwer. Auch Anus und Genitalien weit und warm. Auch die Oberschenkel, Unterschenkel, Füße ganz abgeben.

Und wenn Du heute die inneren Augen, die Augen, mit denen wir in den Garten der Geister schauen können, wenn Du diese inneren Augen aufschlägst, bist Du Kind. Du bist Kind, in einer Jugend, in einer Kindheit, wie sie entweder behütend, umhüllend, schützend war oder wenn sie nicht so war, wie Du sie Dir am liebsten vorgestellt hättest. Imaginiere Dir ein Ambiente, ein Dorf, eine Stadt, ein Gut, eine Burg, ein Zelt, eine Jurte, in der Du Kind gewesen bist; eine Familie, eine Gemeinschaft, eine Sippe, die Dir Sicherheit und Heimat gab. Und imaginiere Dir auch, aus der Tiefe der Seele wie von selbst aufsteigend, die Landschaft, das Land, aber auch die Zeit, in der Dein Kind eine optimale, für ihn und sein carbonisches Wesen genau richtige Jugend erleben darf.

***

Es ist die Heimat dieses Kindes, der Ort, wo all das, was sein Leben später ausmacht, geprägt wird. Heimat, Sippe, Vater, Mutter, Großvater, Großmutter, Bruder, Schwester, Tante, all sie, entweder aus Deiner Erinnerung real in dieses Bild hineingesetzt, oder Deine Wünsche wahr werden lassend, imaginiere, laß um dieses Kind entstehen. Schaff' Dir Deine behütet umwobene carbonische Kindheit, wie Du sie schon immer haben wolltest und sie vielleicht noch nie zu haben wagtest. Und vergiß nicht: Es ist nie zu spät für eine glückliche Kindheit.

Imaginiere Dir einen liebenden Vater und eine liebende Mutter, und was für Dich als kleines Kind vielleicht fast noch wichtiger war: Großeltern. Die Großmutter spielt im Werden des Calcium-Kindes eine entscheidende Rolle, denn sie ist die, die die Geschichten erzählt von Engeln und Geistern, von Riesen und Zwergen. Heute an diesem Ort, kannst Du Dir eine solche Großmutter imaginieren und höre auf die Geschichten, die sie Dir erzählt. Höre auf die Lieder, die sie die vorsingt, spüre ihren Leib, an den sie Dich drückt, damit Du Deine Angst verlieren kannst.

***

Und lasse auch aus der Tiefe Deiner Seele die Bilder und die Gestalten Deiner treuesten Freunde entstehen. Die, mit denen Du durch dick und dünn gegangen bist, die Dich nie verraten haben, die Dich nie verlacht haben. Lasse die Bilder der Treuen entstehen, und wenn Du sie nicht hattest, dann imaginiere Dir einen treuesten Freund, eine treueste Freundin, die immer für Dich da ist. Lasse aus dieser urcarbonischen Kraft der Treue Gestalten entstehen.

***

Und dann soll ein Fest ausgerichtet werden. Dein Stamm, Deine Sippe, Dein Dorf, feiert ein Fest, ein Fest, wo die ganze Gemeinschaftsseele der Menschen, mit denen Du hier verbunden bist, in wunderbarer Art und Weise Ausdruck findet. Vielleicht findet dieses Fest auf einem Dorfplatz statt, unter einer Linde, in einem kleinen brandenburgischen Dorf, oder in der Mitte der Zelte eines Indianiercamps. Wo auch immer, laß ein Fest entstehen vor Deinem inneren Auge, wo die Sitten und Gebräuche, die Lieder und Spiele Deines Stammes, Deiner Familie, Bild werden. Und wenn Du es nie erlebt hast, dann imaginiere Dir ein solches, Dich nachträglich glücklich und satt machendes Fest aus den Tiefen Deiner Seele. Welche Lieder singen sie? Welche Tänze tanzen sie? Welche Reden werden gehalten? Und, was für ein Essen gibt es auf dem Fest Deines Stammes, Deiner Sippe, Deines Dorfes?

***

Und präge Dir all diese Bilder ein, denn immer wenn Du einmal einsam bist, wenn Dir die Wärme des Stammes, der Sippe fehlt, kannst Du zu diesen Bildern zurückkehren, kannst Du eintauchen in Deine eigene heilende Welt der Imagination. Schau es Dir an und nimm all diese Bilder, Gefühle, Gerüche, Gesänge in Dein Herz.

***

Und dann laß das Fest langsam zu Ende gehen und laß sich den Stamm, die Sippe, sammeln. Nachdem man gefeiert hat, gesungen hat, gegessen hat, Gemeinschaft erlebt hat, will man danken. Danken dem Gott (der Göttin, den Göttern), die die Götter (der Gott, die Göttin) Deines Stammes sind, Deiner Familie. Und gehe nun mit Deinen Eltern, Deinen Großeltern, den

Geschwistern, den Tanten, den Onkeln, all denen, die zu Deiner Familie, zu Deinem Stamm gehören, an den Ort, an den inneren Ort, wo Du und die Deinen euren Göttern (eurem Gott) begegnen. Auch hier verlasse Dich nur auf die Bilder Deiner Seele. Wo werdet ihr hingehen? Ist es ein Steinkreis der großen Mutter, ein heiliger Hain der Druiden, ein geheiligter Berg der Indianer, eine Synagoge, eine Moschee, eine Kathedrale, gebaut aus dem tiefen Wissen der Templer, oder eine kleine, schlichte brandenburgisch-protestantische Backsteinkirche? Geh an diesem Sonntagmorgen an diesen Ort, um zu danken für das, was Dir in diesem Leben geschenkt, begegnet, erlebt worden ist. Wie fühlt sich dieser Ort an, der durchdrungen ist von der Gläubigkeit so vieler Menschen, die schon immer an diesen Ort gekommen sind, um zu danken und zu beten, ihre Opfer zu bringen, dem Überweltlichen zu begegnen? Welche Rituale vollführen, wenn vorhanden, die Priester, die Rabbis, die Schamanen, die Muftis? Laß alle diese Bilder wie von selbst aus der Seele hervorsteigen.

***

Und ganz umwoben von den Gebeten, Ritualen und Gesängen, die an diesem Ort, an Deinem Ort stattfinden, merkst Du mit einem Mal, daß noch viele Menschen an diesem Ort sind, die Du nur mit Deinem inneren Auge sehen kannst. Du siehst, daß nicht nur Du und die Lebenden hier versammelt sind, sondern daß auch die Verstorbenen, die Ahnen und alle, die Dir vorausgegangen sind, sich an diesem Ort versammelt haben. Und spüre diese Kraft, die Energie Deiner Sippe, Deines Volkes, all derer, die Dir ähnlich sind.

***

Aber noch etwas anderes siehst Du, wenn Du Deine inneren Augen an den Ort richtest, wo das Heiligste ist: mit einem Mal wirst Du hier, Gestalt annehmend, den sehen, der Dich immer schon behütet hat, beschützt hat: Deinen Engel. Schau ihn an und fürchte Dich nicht, denn er tut nichts, als Dir frohe Botschaft und Schutz bringen. Und mit einem Mal ist es, als ob all die andern gar nicht mehr anwesend sind, sondern nur noch Du, Du und Dein Engel.

***

Und mit einem Mal fängt dieser, Dein Engel, an zu sprechen. Und höre, höre auf die Botschaft, die er Dir an diesem Tag mitteilen möchte. Höre genau hin, was Dein Engel Dir zu sagen hat.

***

Und spüre die Nähe Deines Engels, auch physisch. Erlaube, daß er Dir seine Hände auf Deine Schultern legt, und spüre die Hand des Engels auf Deiner Schulter. Und spüre auch seine Hand auf Deinem Haupt, behütend, beschützend, segnend. Und wenn Du möchtest und bereit bist, wird er auch einen Segen für Dich sprechen. Lausche auf diesen.

***

Immer ist er bei Dir gewesen, dieser Engel, und immer wird er bei Dir sein, denn er lebt für Dich und er lebt durch Dich. Und jeder Gedanke, jedes Gebet, jeder Wunsch, den Du an ihn richtest, läßt das Band zwischen Dir und Engel unzerreißbar werden. Wenn Du willst, wirst Du dieses Band ab heute immer spüren können. Deinen Engel hinter Dich wissend, dreh Dich jetzt um zu allen, die hinter Dir gestanden haben und schau sie einmal alle an, Deine Eltern, Deine Geschwister, die Großeltern und die Lebenden und die Toten Deines

Stammes, alle. Und spüre: Ich bin ihr, ihr seid ich. Und lasse Dich ein auf diese Gemeinschaft, auf diese Gruppenseele, ohne das Besondere Deiner einzigartigen Individualität aufgeben zu müssen. Einsam, wie ein Baum, aber brüderlich wie ein Wald, das ist meine Hoffnung. Engel, Familie, Heimat, Glaube. All dies halte fest, atme ein, heile damit Einsamkeit, Angst, Verlassenheit, Zweifel. Und nimm all das, was Dir in diesen letzten Minuten heilend begegnet ist, wenn es Dir begegnen durfte, einfach in Dein Herz hinein. Halte es fest, laß es nicht mehr los und nimm, wann immer Du willst und wann immer Du es brauchst, Kontakt zu dem eben Gefundenen auf. Diese Bilder tief in Dein Herz schließend, schließe ebenfalls langsam wieder Deine inneren Augen, ganz langsam, komme wieder zurück in diesen Raum, atme einige Male tief ein und tief aus und öffne wieder Deine äußeren Augen.

Carcinosinum

Die Begegnung mit den Krebstoten der Familie

Trance / Meditation

Setze Dich bequem auf Deinen Stuhl, denn wir werden heute die Nährmeditation anschließend an die Trance nahtlos einfließen lassen, denn wer weiß besser als unsere Toten, was der Inhalt unserer Nährmeditation sein soll.

Nimm eine bequeme Haltung ein - die alte Kreuzberger Kutscherhaltung aus dem Autogenen Training ist sehr bewährt. Den Kopf locker hängen lassen, entspannen, sich ganz dem Ein- und Ausatemstrom hingeben, atmen und in das Ausatmen all das hineingeben, was Dich heute bedrängt hat, erfreut hat, was Dich einnimmt und Dich daran hindern könnte, soweit Du möchtest, meinen Worten zu folgen, mir zu folgen ins Reich der Toten.

Und Du läßt den Leib nach und nach los. Du nimmst die Spannung aus ihm heraus, die Spannung aus dem Gesicht, das nichts mehr ausdrücken muß, das einfach sein darf; die Spannung aus Deinem Kiefer, aus der Zunge - immer die Zunge zu Beginn der Trance auch nochmal betrachten, denn in der ist oft besonders viel Krampf und Härte. Einfach ganz doof im Mund hängen lassen. Hals, Schultern, Arme. Die Arme ablegen, wenn möglich von der Haltung mit den Handflächen nach oben: „Bruder, ich komme ohne Waffen, ich bin bereit zu nehmen, zu begegnen.“ Brustkorb, Bauch und Rücken angelehnt, locker. In den Rücken Sicherheit hinein imaginieren. Es kann Dir jetzt in diesem Raum nichts von hinten passieren. Du hast einen gedeckten Rücken. Bauch, Gesäß, Anus, Genitalien: und hier spüre heute mal besonders hin und gib Wärme, Weite, Lockerheit und ein ganz dickes „Du darfst“ in diese Organe hinein. Denn Angst in den Genitalien und ein zusammengekniffener Anus sind die besten Wege, dem Krebs eine Tür aufzutun. Spüre in die Beine, Oberschenkel, Knie, Unterschenkel und Füße und laß sie in den Boden hineinwachsen, fest verwurzelt. Und wenn Du in diesen Zustand der Entspanntheit hineingekommen bist, dann öffne Deine inneren Augen.

Öffne Deine inneren Augen, und wenn Du diese Augen öffnest, die inneren, dann bist Du vielleicht noch hier in diesem Raum, aber nicht *nur* in diesem Raum, sondern Du kannst mit Deiner Seele diesen Körper, der hier in diesem Raum sitzt und auf den ich Dir verspreche zu wachen, wenn Du ihn jetzt vielleicht verlassen wirst, verlassen. Du bist auf alle Fälle in dieser Trance, in Deiner Imagination, zu etwas fähig, was die Alten und auch noch die Lebenden die „Exomatose“ nennen. Du kannst Dich mit Deinem Seelenleib aus diesem physischen Leib entfernen und in die Welt neben der Welt eintreten, in die Welt unserer Toten. Und so wie Du es ja vielleicht schon aus der einen oder anderen Sterbetrance kennst, wirst Du diese Welt in dem Moment erkennen und sehen, wenn Du aus diesem physischen Leib heraustrittst. Trete nun aus diesem physischen Leib heraus und trete ein in die Welt der Anderen, die uns vorgegangen sind. Und wenn Du in diese Welt hineintrittst, dann siehst Du sie, denn sie wußten, was wir heute hier unternehmen, und es ist ganz in ihrem Sinne, daß Du kommst. Hebe nun die Hand zum Gruß, wenn Deine Toten Dich abholen. Und schau, welche Toten sind es, die Dich holen?

***

Sind es die Toten, von denen Du dachtest, daß sie Dich holen werden, oder sind es vielleicht ganz andere, die Du schon vergessen hattest, die aber von dort drüben ihre Hand immer so liebevoll auf Dich halten? Und wenn Du die Toten so siehst, in ihrer anderweltlichen Herrlichkeit, dann überlege noch einmal, welcher dieser Toten heute der richtige Ansprechpartner wäre, der richtige Ansprechpartner zum Thema „der Krebs". Und wenn Du es nicht weißt, dann frag den (die Tote), der (die) Dich abgeholt hat. Wer von meinen Ahnen, von meinen Lieben, starb an Krebs, und wer ist bereit, heute mit mir zu sprechen? Und wenn Du es weißt, geh zu diesem (und ich hoffe, daß Du sie so deutlich siehst, wie ich sie jetzt sehen darf...).

***

Geh hin und frag sie, ob sie bereit wären, ein Weilchen mit Dir zu sprechen, und wenn ja, und ich bin sicher daß Ja, dann suche Dir im Garten drüben eine Stelle, vielleicht unter einem schönen warmen Baum und setz Dich neben ihn. Und frage vielleicht als erste Frage:

„Was weißt Du heute, warum Du Deinen Krebs kriegen mußtest, lieber verstorbener Ahne (verstorbene Ahnin)? Was hättest Du vielleicht, wenn Du das schon damals gewußt hättest, was Du jetzt weißt, in Deinem Leben anders machen können, damit diese Krankheit nicht vonnöten geworden wäre?"

Und der Tote wird antworten und Du wirst alles verstehen, denn die Worte der Toten verstehen wir mit dem Herzen.

***

Und wenn Dein Toter (Deine Tote) Dir die Geschichte ihres Krebses erzählt hat und das, was sie heute weiß, was sie vielleicht hätte tun müssen, dürfen, können, um diesen Krebs überflüssig zu halten, dann frag diese Tote (diesen Toten): „Meine liebe tote Tante (Oma, Mutter, Bruder, Schwester, Onkel): Wie sieht es mit mir aus, mit meinem Krebs, der in mir jede Minute, jede Sekunde neu entsteht, immer?“ [Krebs, Tod ist Teil jeder Sekunde eines jeden Lebens.] „Sage mir, mit der Liebe Deiner Welt: Was muß ich tun, kann ich tun, darf ich tun, um den großen Mahner Krebs nicht in mein Leben lassen zu müssen, oder wenn ich ihm schon begegnet bin, ihn in Liebe entlassen zu können, weil ich seine Lektion gelernt habe?“

Und wieder wird Dein Toter (Deine Tote) mit der Weisheit seiner Welt antworten. Und höre genau hin, denn es gibt keine besseren Therapeuten, Priester und Ärzte als unsere Toten.

***

Und höre genau die Antwort und merke sie Dir, denn sie könnte Dein Leben retten, auf alle Fälle dieses. Und wenn Deine Toten Dir auch diese Frage beantwortet haben, wenn Dein Toter Dir gesagt hat, was Du tun kannst, um lebendig zu bleiben, lebendig zu werden, Deine Lust und Deinen Frust leben zu können, nicht eher zu sterben als wütend zu sein, lieber jeden Tag den kleinen Tod des Eros sterben als zu früh den großen Tod - wenn Du all dies gehört hast, dann schau nochmal diesem Tod, der Dir heute Lehrmeister (Lehrmeisterin) war, mit Ehre und Liebe in die Augen. Und da siehst Du, daß mit einem Mal auch alle Anderen wieder hinter ihm stehen: Deine Toten, die Du kennst und die Du vielleicht gar nicht mehr kennst: die Toten Deiner

Familie, die Helden der Liebe, aber auch die Helden der Schlachtfelder, alle. Und alle sind Deine Toten. Und alle brauchen Deine Ehre. Und wenn Du möchtest, schau Deine Toten an. Durch diese Toten fließt die Kraft, die Kraft des Keils Deiner Familie in Deinen Rücken, und wenn Du sie hinter Dir hast, schieben sie Dich, bewegen sie Dich, bringen Dich voran, beschützen und behüten Dich. Aber nun schau sie noch einmal an, von Auge zu Auge, und wenn Du willst, verbeuge Dich vor ihnen, vor all Deinen Toten, im Geiste und wenn Du willst, sprich mir nach:

„Meine lieben hochgeehrten Toten. Ich danke euch, daß ihr mir heute so geraten habt, erklärt habt und ich bitte euch: Führt mich und beratet mich weiter, in meinen Träumen, in meinen Visionen und ich bitte euch: Helft mir, meine Lust, meinen Zorn, meine Kraft und meine Liebe in diesem Leben zu leben zu eurer Freude. Und ich danke euch für den Schutz und für die Liebe, die ich von euch bekommen durfte so überreich, als ihr noch lebtet, und gerade auch nachdem ihr starbt. Ich bleibe noch ein Weilchen, dann komme ich auch nach und dann werden wir wieder ganz vereint sein wie damals. Bitte helft mir weiter, segnet mich und seid freundlich zu mir."

Und spüre die Blicke und die Hände Deiner Toten, die sich segnend auf Deinen Kopf und auf Deine Schultern legen und vielleicht auch auf den Bauch. Und mit diesem Gefühl der Führung und des Segens durch die Toten, dieses Gefühl, dieses Bild, dieses soeben erfahrene Wissen ins Herz nehmend und im Herz behaltend, komme wieder zurück in diesen Saal, in diese Welt, ganz zurück in diese Welt.

Causticum

Das Erlebnis des Sterbens

Meditation

Ich möchte Dich bitten, Dich in eine Haltung zu begeben, wo der Oberkörper, wenn möglich, gerade und aufgerichtet ist - wenn möglich mit freiem Rücken sitzen. Du imaginierst, wie aus Deinem Anus, aus Deinem Becken Wurzeln wachsen in die Erde, Dich verbinden mit der Kraft, mit der Standhaftigkeit, mit der Liebe und dem Mut der Mutter, und wie aus Deinem Scheitelchakra Lianen herauswachsen und Dich im Kosmos ebenfalls verankern, so daß Du aufgespannt bist zwischen den Kräften des Himmels und den Kräften der Erde, und so in der Geraden, in der Aufrechten sein kannst, ohne Dich mit viel Kraft halten zu können. Achte darauf, daß die Füße ganz auf dem Boden aufliegen, so daß Du nichts halten mußt und achte darauf, daß die Hände locker nach unten hängen, vielleicht auf den Oberschenkeln geöffnet aufliegen und - was ganz wichtig ist, daß die Schultern loszulassen sind. Und dann versuche, an den Gedanken, die Dich heute schon bewegt haben, nicht mehr anzuhaften. Versuche, diese Gedanken nicht zwanghaft zu verdrängen, aber sie vorüberziehen zu lassen wie Wolken, nicht an ihnen anzuhaften und Dich ganz dem großen Ein- und Ausatemstrom anzuvertrauen. Vertraue Dich diesem Dich führenden und Dich belebenden Atem an.

Und dann imaginiere Dir ein Tor, ein großes schwarzes, dunkles Tor, durch das Du noch nie gegangen bist. Es ist das Tor zu einer anderen

Wirklichkeit, zu einer Wirklichkeit jenseits all dessen, was die meisten von uns bis jetzt erlebt und erfahren haben. Ein Tor, das wir vielleicht kennen aus Sagen und Mythen und aus den Berichten mancher, die durch dieses Tor gegangen sind. Aber für uns ist es fremd und - wenn wir ehrlich und offen sind - auch mit viel Angst besetzt. Es ist das Tor zum Reich unserer Verstorbenen, es ist das Tor zum Jenseits. Stell Dir dieses Tor vor und verbinde Dich mit der Gewissheit, heute dieses Tor durchschreiten zu wollen. Und spüre all das, was in Dir ängstlich, unsicher und verhalten ist und überlege Dir, ob Du heute wirklich versuchen willst, dieses Tor in Deiner Imagination zu durchtreten. Und wenn Du in Dir ein „Ja“ zu dieser Reise hörst, dann frage in Dich hinein: Welche Qualitäten, welche Eigenschaften, welche Kräfte brauche ich heute und vielleicht auch in der Zukunft, um mich auf diese Reise zu machen? Denn eines - und vielleicht ist es das einzige, was in unserem Leben sicher ist - ist klar: eines Tages werden wir alle diese Reise machen. Und um so öfter wir sie jeden Tag machen, um so leichter wird sie uns eines Tages fallen, wenn wir sie wirklich machen müssen. Spüre in Dich hinein und horche auf die Worte, die aus Deinem Wesen, das allein weiß, was für Dich gut ist, aufsteigen. Höre und spüre die beiden Qualitäten, die beiden Kräfte, die Dir diese Reise ermöglichen werden.

***

Und wenn Du diese beiden Worte, Qualitäten, Kräfte vernommen hast, so lege sie zusammen in Deine inneren geöffneten Hände und laß um diese beiden Qualitäten eine Farbe entstehen, eine Farbe, die für diese beiden Qualitäten gemeinsam steht. Laß sie einfach wie von selbst um diese beiden Qualitäten herum entstehen, so als ob diese Qualitäten in Deinen geöffneten Händen anfangen zu leuchten.

***

Und wenn diese Farbe entstanden ist, nimm diese Farbe und imaginiere um Dich herum aus dieser Farbe eine Pyramide aus Licht. Eine Pyramide, deren Farbe die Farbe ist, die Dir eben erschienen ist zu diesen Qualitäten. Und dieses farbige Licht umgibt Dich und schließt Dich ein, schützend, nährend, wärmend. Und dieses Licht umgibt Dich nicht nur, sondern es strahlt seine Kraft in das Innere der Pyramide ab. Und dieses Licht bleibt nicht an Deiner Haut stehen, sondern dieses Licht dringt in Dich ein und erfüllt Dich als Träger der eben imaginierten Qualitäten ganz und gar und es bringt die Information dieser Qualitäten in jede Zelle Deines Leibes. Und spüre, wo ist vielleicht die Angst, die Ungewissheit, die Zaghaftigkeit am größten, und dort, wo Du in Deinem Leib diese Dich hindernden Qualitäten verspürst, laß dieses Licht sich besonders konzentrieren. Werde in Deinem Leib zu diesem Licht. Und wenn Du die Pyramide imaginiert hast, das Licht hast in Dich eindringen lassen, dann nimm wiederum die beiden Begriffe, die Dir gekommen sind und überprüfe sie: Welcher Begriff paßt von seinem Inhalt besser zu Deiner Einatmung, welche Qualität willst Du ganz in Dich hineingeben und welche Qualität willst Du eher wieder hinausatmen in die Welt? Und wenn Du diese Entscheidung getroffen hast, dann beginne mit aller Inbrunst, die eine Qualität einzuatmen. Sie ebenfalls in Dir vibrieren zu lassen, jede Zelle mit ihr zu benetzen und die andere Qualität auszuatmen, hinauszuatmen in die Dich umgebende Welt. Und wir wollen dieses Atmen

20mal wiederholen. Die eine Qualität einatmen und die andere Qualität ausatmen.

***

Und atme noch einmal mit aller Hingabe ein, laß Deine Zellen im Ton dieser Qualität schwingen und atme noch einmal aus, und in dieser Ausatmung versuche Dich hinzugeben an dieses Tor, an diesen Ort und an diesen Raum, in dem Du Dich heute befindest und versuche Dich zu öffnen für das, was wir heute hören werden und was Dir heute begegnen wird.

***

Dann tritt einen Schritt weg von diesen Qualitäten, ohne sie wirklich loszulassen. Schließe wieder Deine inneren Augen, öffne Deine äußeren Augen und suche Dir einen guten Platz für unsere Reise.

Trance

Der Rücken braucht jetzt nicht mehr gerade zu sein. Du kannst, aus dem Autogenen Training bekannt, die sogenannte Kutscherhaltung einnehmen, wo der Kopf locker nach vorne hängt, die Hände entspannt auf den Oberschenkeln liegen, so daß Du den Leib so wenig wie möglich in der nächsten Zeit spürst. Und wenn ein Geräusch auf Dich zukommt, versuche Dich einfach so weit wie möglich von diesem Geräusch zu des-identifizieren, sowie von den Gedanken, die immer noch durch Deine Seele hindurchfliegen können. Nicht wehren dagegen, denn Wehren bedeutet Verhaken - einfach nicht anhaften. Und komme wieder an in diesem Raum, auf Deinem Sitz und versuche noch einmal ganz bewußt, den Leib loszulassen. Den Kopf hängen zu lassen, ganz entspannt. Nichts muß er jetzt mehr denken, keine intellektuellen Leistungen mehr vollbringen, einfach nur horchen. Horchen und fühlen. Die Denkerstirn kann losgelassen werden, die Augenlider fallen schwer nach unten. Spüre noch einmal zum Kiefergelenk und laß auch dieses Kiefergelenk ganz los. Die Lippen loslassen. Wenn es Dir angenehm ist, laß alles so los und auch, wenn der Mund etwas geöffnet ist. Spüre auch mal zur Zunge, ob die wirklich entspannt im Mund liegt. Versuche Kopf und Gesicht ganz doof werden zu lassen. Und dann spüre durch den Hals, ob er wirklich entspannt ist. Spüre in die Schultern, in die Oberarme und Unterarme und in die Hände. Sie haben heute genug gearbeitet, Du kannst sie ruhen lassen und Du kannst sie öffnen. Es gibt im Augenblick nichts, wogegen Du Dich verteidigen mußt, was Du tun mußt. Laß Deine Hände einfach los. Und spüre in die Brust und spüre in den Rücken. Laß auch diese los, laß sie durchlässig werden für den Atemstrom. Spüre den Rücken hinunter bis in die Lende und wo Du noch einen Widerstand fühlst, atme ihn aus. Spüre in den Bauch und gib in den Bauch Offenheit und Weite. Becken, Genitalien und Anus ganz loslassen, Oberschenkel, Knie, Unterschenkel und Füße. Und gib den Füßen den Stand, wo sie am entspanntesten sein können, ohne etwas tun zu müssen.

Und wenn Du entspannt im Hier und Jetzt angekommen bist, dann öffne Deine inneren Augen. Und Du befindest Dich in einer Situation der größtmöglichen Harmonie und des größtmöglichen Glücks, das Du Dir vorstellen kannst. Du lebst mit den Menschen zusammen, die Du am meisten liebst. Und wenn es im Augenblick niemanden gibt, dann imaginiere ihn Dir so, wie Du ihn Dir immer erträumt hast. Dein Leben, ob in spiritueller Hinsicht, wie familiär oder beruflich, ist genau so erfüllt und so von Erfolg, Glück und Anerkennung durchdrungen, wie Du es Dir immer erträumt und gewünscht hast. Laß Bilder dieses Glücks in Dir aufsteigen. Laß die Gefühle dieser Vollkommenheit vor Deinem inneren Auge Bild werden. Du darfst in diesem Moment einmal träumen, was Du schon immer träumen wolltest. Das Leben ist rund, die Götter gnädig, schöner geht es eigentlich nicht mehr. Du fühlst Dich in völliger Harmonie mit Dir, mit Deinen Lieben, mit Welt und Göttern. Und dieser Augenblick ist so schön, daß Du ihn festhalten willst: So muß es bleiben. Dieses Gefühl, das ist es. Laß alle Zurückhaltung fallen, geh ruhig ganz in Dein kleines Ego, das will, das haben will, und nimm Dir in dieser Imagination alles, was Du schon immer haben wolltest. Und hafte an all diesen Gefühlen, an all diesem Schönen, Herrlichen an, so daß es Dir niemand mehr wegnehmen kann. Genieße diese Gefühle, genieße diese Bilder und gib Dich dem Gefühl hin: „So soll es immer bleiben."

***

Und wenn Du ganz in dieses Gefühl, in dieses wunderbare, allumfassende Glück eingestiegen bist, dann laufe ein wenig umher in der Wohnung, die Du Dir imaginiert hast, in dem Garten Deines Traumhauses oder dort, wo Dich die Bilder gerade hingeführt haben. Laufe, spüre Deinen Leib, spüre seine völlige Gesundheit und erfreue Dich an ihm und an Deinem Gefühl.

***

Aber schau, Dein eines Bein: was ist mit diesem Bein? Es lahmt etwas. Du merkst, Du hast nicht mehr die völlige Gewalt über dieses Bein. Und in diese völlige Gesundheit kommt ein leichter Schatten. Es wird etwas taub, dieses Bein, und Du kannst es nicht mehr richtig bewegen. Sollte es doch noch etwas in diesem Leben geben, was Dein Glück, das Du Dir so mühsam erworben hast, in Frage stellen könnte? Und Du spürst, wie diese Lahmheit stärker wird und Du spürst, wie Du dieses Bein kaum mehr bewegen kannst. Und Du mußt Dich setzen oder Du mußt Dich legen. Imaginiere Dir einmal ein lahmes Bein, ein Bein, was Dir seinen Dienst völlig versagt und was Dir durch seine Lahmheit all die Beweglichkeit und Mobilität nimmt, die Du brauchst, um Dein Glück ganz erleben zu können. Geh einmal ganz in dieses Gefühl hinein: Ich habe ein gelähmtes Bein. Und spüre die Gefühle, die da kommen, wie dieses gelähmte Bein Dein Leben verändern könnte. Vollkommenes Glück - und mit einem Mal: die Krankheit. Eine Krankheit, die nicht in zwei Tagen vorüber ist, sondern die ein tiefer, scheinbar irreversibler Einschnitt in Dein Glück ist. Spüre diesen Schnitt, spüre diese Krankheit.

***

Und dann schließe wieder für einen Augenblick Deine inneren Augen und trete bei der Ausatmung von diesem ersten Bild einige Meter zurück. Versuche, mit einigen Atemzügen wieder leer zu werden von Bildern. Und es ziehen die Jahre an uns vorbei und wenn Du jetzt Deine inneren Augen wieder aufschlägst, sind fünf Jahre vergangen. Du liegst in einem Krankenzimmer, in einem Krankenhaus für chronisch kranke Menschen, steril, vielleicht mit einem kleinen Blumenstrauß auf Deinem Nachttisch und Du spürst, daß Du Dich fast nicht mehr bewegen kannst. Was mit dieser Lähmung begann an diesem wunderschönen Tag damals, hat inzwischen große Teile Deines Rückenmarks und Deines Gehirns zerfressen, hat Dich durch viele Schübe der Entzündung darnieder geworfen und Du bist erkrankt an Multipler Sklerose. Eine Krankheit, unheilbar, ein kleiner Tod auf Raten. All Deine Träume sind zerstoben zu einem Nichts. All Deine Hoffnungen ausradiert. Spüre in diese fast unvorstellbare Situation. Du kannst Deine Arme nicht mehr bewegen, die Finger nur ein klein wenig. Du kannst kein Glas mehr halten, keine Zähne mehr putzen, nicht mehr alleine auf die Toilette gehen. Und auch Deine Notdurft kannst Du nicht mehr richtig verrichten, weil die Lähmung hat schon die Blase und die Muskulatur Deines Anus erreicht. Du bist hilflos, bewegungslos, hoffnungslos. Schau, was Dir in diesem Krankenzimmer begegnet, wie die Helfer und Helferinnen mit Dir umgehen, oder imaginiere Dir den Besuch Deiner Lieben. Wer ist Dir noch geblieben in dieser Zeit? Laß einmal die Tür aufgehen dieses Zimmers und schau, wer noch kommt. Auf wen kannst Du Dich wirklich verlassen, selbst in diesem Zustand absoluter Hoffnungslosigkeit? Spüre in Dich hinein, was Du Dir von denen, die Dir noch geblieben sind, von den vielen, die einst um Dich waren als Du ein Ausbund des Glücks warst, was Du von denen noch möchtest. Und spüre, was von dieser Harmonie in Dir übrig geblieben ist. Was ist der Grund für Dein Kranksein? Was ist die Botschaft dieser so schrecklichen Krankheit für Dich? Wo ist Deine Schuld und wo ist der Grund für den Verrat der Götter an Dir? Geh in diesen Schmerz, geh in diese Verzweiflung, geh auch in diese Anklage an Gott (Göttin), alle, von denen Du Dich so verwöhnt und geführt gefühlt hast.

***

Und gib Dich, so wie Du Dich im ersten Bild dem Glück hingegeben hast, nun auch Deinem Elend, Deiner Verzweiflung, Deiner Hoffnungslosigkeit hin und versuche zu erspüren, wie sich ein Mensch in einer solchen Situation fühlt.

***

Und dann schließe wieder Deine inneren Augen und trete mit einer Ausatmung von diesem zweiten Bild einige Schritte zurück, und für unser drittes Bild geh, wenn Du das Gefühl hast, daß es Dir helfen könnte, noch einige Atemzüge zu den Qualitäten zurück, die Dir in der Meditation gegeben worden sind, und stärke Dich und ermutige Dich mit diesen Qualitäten. Und nimm diese Qualitäten in Deine Hände, halte Dich an ihnen fest, wie wir uns beim Üben festhalten an den Perlen unserer Kette, so als wenn sie eine Nabelschnur ist zum inneren Wesen. Und wenn Du diese Qualitäten ganz fest in

Deinen Händen hast, dann öffne erneut Deine inneren Augen.

Du bist immer noch in diesem Zimmer, es sind wieder einige Jahre vergangen und die Krankheit hat Dich jetzt ganz in ihren Klauen. Es ist Dir schlechter und schlechter gegangen. Sie hat auf Deine inneren Organe übergegriffen, auf Deine Lungenmuskulatur und Du bekommst fast keine Luft mehr. Der Hals ist rauh und wund, die Sehnen zu kurz, der Atem will nicht mehr weitergehen. Und Du befindest Dich fünf Minuten vor Deinem physischen Tod. Alle, die Dir geblieben sind, haben sich um Dich versammelt. Schau, was willst Du in diesen verbleibenden 4½ Minuten noch sagen? Deine Stimme ist kaum noch vernehmbar, aber die die hören wollen, werden nah zu Dir kommen. Gibt es noch etwas, was loszulassen ist? Und wenn Du von Deinem Bett nach vorne schaust, siehst Du aus einem Nebel aufsteigend das Tor. Das Tor, das Dir vorhin in der Meditation erschienen ist und Du merkst, daß mit dem immer schwächer werden, mit dem immer weniger Luft kriegen, das Tor langsam anfängt sich zu öffnen. Nimm noch einmal Abschied von allen, die um Dich sind. Nimm noch einmal Abschied von all denen, die Du zurücklassen mußt. Sag letzte Worte, wenn sie zu sagen sind und weine letzte Tränen, wenn sie zu weinen sind. Das Liebste lassen - Alles lassen müssen. Aber schau: Durch das sich immer mehr öffnende Tor, durch das ein helles Licht in diesen Raum Deines Sterbens dringt, treten Gestalten. Treten Menschen, die Dir unendlich nah waren und die Dir vorausgegangen sind. Und der Raum füllt sich mit denen, die Dich erwarten und mit denen, die Dich verlassen. Schau nun nicht nur die an, die Dich verlassen, sondern schau auch jetzt die an, die Dich abholen, die Dich abholen zu dieser neuen Geburt, denn heute ist nicht nur Dein Sterbetag, heute ist auch Dein Geburtstag, Geburt in eine neue Existenz. Schaue hinein, in diese neue Existenz. Schaue, wer Dich erwartet, schaue, was Dich erwartet und nimm wahr, um zu erinnern.

***

Und mit diesem Wissen um das, was sein wird, kehre langsam wieder zurück in diesen Raum und in diese Zeit und schließe die inneren Augen. Atme tief durch, räkle Dich und öffne Deine äußeren Augen.

Graphit

Die Reise in den Stammbaum und der Besuch beim Rassisten

Meditation

Ich bitte Dich, Dich aufrecht hinsetzen, die Beine auf dem Boden zum Stehen zu bringen, damit Du wirklich im Boden verwurzelt bist; im Boden verwurzelt bist. Und stelle Dir vor, wie aus diesen Füßen Wurzeln wachsen in den Boden hinein, im Boden sich verankern und Dir Halt geben, Dir Heimat geben, Dir Erde geben und wie dann aus dem Scheitel Wurzeln in den Himmel wachsen, Wurzeln in den Himmel hinein wachsen und sich verankern im Kosmos - oder, wenn Du nicht so weit kommst, wenigstens um die Deckenlampe, und wie diese Wurzeln Dich aufrichten wie von selbst; aufrichten, in eine Aufrechte bringen, die Du ohne eigenes Zutun halten kannst. Und wenn Du so aufgerichtet sitzt, ganz den Atem in Dir aufnehmend, Gedanken, die kommen, langsam vorbeiziehen läßt, ohne an ihnen anzuhaften, dann öffne einmal Deine inneren Augen und imaginiere Dir ehrlich, unzensiert - keiner sieht es - Deinen meist Gehaßten, meist Verachteten; Deinen Polen, Juden, Ossi, Wessi, Neger, Albaner und laß einmal Deine ganze Albert-Schweitzer-Mutter-Theresa-Seite beiseite und nimm einmal Kontakt auf zu dem trägen, etwas boshaften, sich selbst eigentlich verachtenden Anteil in Dir. Und imaginiere den, den Dein innerer Rassist so verachtet und stelle Dir dieses Wesen vor, diesen Menschen, dem Du absprichst, daß er sein darf, daß er leben darf, oder nur da wo Du es bestimmst. Und laß aus ihm ein Bild werden. Und wenn Dein Pole, Dein Neger,

Dein Ossi, Dein Wessi, Dein Albaner oder wer sonst vor Deinem inneren rassistischen Auge vor Dir steht, dann versuche, auch wenn es schwerfällt, diesem Wesen, diesem Menschen von Herzen zu begegnen. Öffne einfach Dein Herz und versuche eine Verbindung, wie wir es aus der Nährarbeit kennen, zwischen Deinem Herzen und dem Herzen dessen zu schließen, den Du mit den Augen Deines Rassismus imaginiert hast. Und dann denke, fühle, imaginiere Wort, Qualität und Energie *Annahme*. Und atme durch ihn hindurch, von seinem Herz in Dein Herz das Wort und die Qualität *Annahme*. Und halte diese Qualität der Annahme dessen, was Du so verachtest, in Dir fest. Und beim Ausatmen atme zu ihm hin, in sein Herz hinein, aus Deinem Herzen kommend *Freundschaft*. Es könnte auch *Liebe* sein, aber vielleicht fällt Dir die noch zu schwer. *Annahme* einatmen, ihn annehmen in Dein Herz und *Freundschaft*, und wenn es vielleicht geht sogar *Liebe*, ausatmen. Und baue mit jedem Atemzug als Gegengewicht, als heilendes Gegengewicht zu Deinem kleinen oder auch großen Rassismus-Elementale das Elementale der Toleranz und der Solidarität.

Annahme - Freundschaft, Annahme - Freundschaft.

***

Annahme - Freundschaft, Annahme - Liebe.

***

Und dann schau diesem Menschen, der die Ausgeburt Deines rassistisches Elementales ist, mit offenen Augen in seine offenen Augen. Versuche, ein Stück Kontakt zu seiner Seele, zu seiner unwiederholbaren einmaligen Identität, zu bekommen. Und dann verneig Dich ein wenig vor ihm und wenn Du möchtest und kannst, sprich mir folgende Worte nach: „Mein Pole (mein Jude, mein

Ossi, mein Wessi, mein Albaner) oder aus welchen dunklen Ecken meines Vorurteils Du sonst in meine Seele gekommen bist: Ich gebe Dir hier und heute die Ehre."

***

„Und ich nehme Dich an wie Du bist, von Herzen. Und es tut mir leid, wie ich Dich und damit auch mich bisher entehrt und entwürdigt habe. Aber ich verspreche Dir, ab heute will ich es anders machen. Und ich bitte Dich um Deinen Segen und sei freundlich zu mir. Du sollst oder Du darfst Deinen Nächsten lieben wie Dich selbst, wie Dich selbst."

Und nun komme langsam wieder zurück, den, den Du so ausgeschlossen hast, tief in Deinem Herzen bewahrend, atme tief durch und komme hier an.

Trance

Im Gegensatz zum ersten Teil der Übung suche Dir jetzt die Körperhaltung, die Dir am bequemsten ist. Am besten, wenn Du nicht liegen möchtest / kannst, die Kutscherhaltung: Die Beine stehen nebeneinander, die Hände liegen offen auf den Oberschenkeln, der Kopf fällt ganz locker nach vorne, so daß wir eine größtmögliche Entspanntheit herstellen, eine größtmögliche Entspanntheit. Und dann laß Deinen Körper sukzessive los. Beginne mit dem Kopf. Atme alle Spannung aus dem Kopf heraus. Laß das Gesicht los - jetzt sind keine lycopodischen Falten mehr nötig, kein Nachdenken, kein Reflektieren, einfach loslassen. Laß den Nacken los, die Schultern, die Arme, die Hände. Den Leib, die Brust, den Rücken, den Bauch weit und frei. Gesäß, Genitalien, Anus, entspannt, weit, so daß der Atem regelrecht durch Dich hindurchgehen kann. Oberschenkel, Knie, Unterschenkel, Füße. Und versuche ganz loszulassen; Gedanken, die kommen, nicht zu bekämpfen, aber wie Wolken am kleinen Himmel Deiner Seele davonziehen zu lassen.

Und wenn Du ganz entspannt bist, losgelassen hast im Hier und im Jetzt, dann öffne heute langsam Deine inneren Augen. Und ich möchte Dich zurückführen, zurückführen an Wurzeln, an Wurzeln Deiner Herkunft, und laß einfach die Reihe derer, die vor Dir gingen und waren, vor Deinem inneren Auge entlangziehen. Schau Dir Deine Eltern an wie sie jetzt sind oder wie sie waren, wie sie lebten und wie sie arbeiteten und spüre, wenn Du Dir das anschaust: Auf was kannst Du stolz sein? Aber auch: Auf was richtet sich Deine Abneigung, Deine Scham? Mit welchen Anteilen Deines Elternlebens willst Du nichts zu tun haben? Schau sie Dir genau an: die Eltern. Was an Deinen Eltern hat Dir wirklich Wurzeln gegeben, ein Verhältnis zu der Schicht, zu der Klasse, in der sie verwurzelt waren, wenn sie es waren?

***

Und wenn Du die Eltern angeschaut hast, dann laß die Bilder der Eltern weiterziehen und folge dem Zeitenstrom in die Zeit der Großeltern hinein. Schau Dir das Milieu, die Schicht, die Klasse an, in der die Eltern des Vaters lebten, und auch hier wieder schau Dir an: Wo spürst Du Linien der Kraft, aber wo spürst Du auch Linien der Verachtung, der Nichtannahme und Nichtehrung, die Du diesen Menschen und ihrer Schicht gegenüber empfindest?

***

Und dann laß auch sie weiterziehen und geh mit Deiner imaginativen Kraft nun in die Familie der Mutter, Mutters Vater, Mutters Mutter. Folge den Linien der Kraft, aber folge auch den Linien der Verachtung, der Nichtehrung und schau Dir diese Wurzeln Deines Stammes an.

***

Schau auch hier: Woraus fließt Dir Kraft zu aus dieser Wurzel? Aber auch: Was verachtest Du und lehnst Du an dieser Wurzel ab? Und wenn Dir dies klar geworden ist, laß auch diese Wurzel weiter vorbeiziehen. Und geh jetzt einmal, völlig frei imaginativ, in Deine Ahnenreihe hinein. Laß die Bilder immer weiter an Dir vorbeiziehen und suche die Wurzel, die Wurzel, den Ahnen, der für Dich imaginativ erlebbar, die tiefste Stelle Deiner Wurzel darstellt. Die Wurzel, die Dich mit der Tiefe, der nährenden Kraft der Erde verbindet, die den Baum hält an seiner tiefsten Stelle. Und schwebe einfach durch die Jahre, durch die Jahrhunderte, vielleicht durch die Jahrtausende, bis Du an diese tiefste Wurzelstelle kommst, an die tiefste Schicht Deines Daseins.

„Ahne, ich rufe Dich, Ahnin.“

Und geh zurück zur Wurzel.

***

Und schau Dir diesen Ahn an, seine Kraft, seine Schwächen. Schau Dir diesen Kristallisationspunkt Deines Seins genau an, wo Du herkommst, die tiefste wahrnehmbare Wurzelspitze, der Ursprung Deines Stammbaums.

***

Und wenn Du Dir dies angeschaut hast, laß auch dieses Bild los. Laß auch dieses Bild los und des-identifiziere Dich von diesem Bild. Geh in einen bildlosen, freien Raum.

***

Und dann möchte ich Dich in den zweiten Teil der Trance führen, der vielleicht noch direkter mit unserem heutigen Sonntag zu tun hat. Ich möchte, daß Du Deinem inneren Rassisten (Deiner Rassistin) einen Besuch abstattest. Wenn wir das zweite Mal in den Raum der Bilder eintreten, siehst Du die Gegend, den Stadtteil, die Landschaft vor Dir, in der Dein Rassist (Deine Rassistin) lebt. Schau Dir diese Gegend an, ob Du sie kennst und dann mach Dich auf, zur Wohnung, zum Haus Deiner Rassistin (Rassisten). Schreite mutig voran, denn es ist nicht leicht, solchen Teilpersönlichkeiten zu begegnen. Aber geh voran, klingle, klopf und mach Dich bekannt. Stell Dich vor, wer Du bist und frage auch diese Teilpersönlichkeit nach ihrem Namen: „Guten Tag, Herr Rassist (guten Tag, Frau Rassistin), wie heißen Sie?“

***

Und wenn sich diese Teilpersönlichkeit Dir vorstellt, Dir ganz persönlich, dann spüre nach, wo Du sie in Deinem Leben kennst, wo Du Dich von ihr leiten läßt, beeinflussen läßt, ohne es bisher vielleicht richtig zu merken. Und schau Dich um im Haus, in der Wohnung Deiner Rassistin (Deines Rassisten). Was für Bücher, was für Bilder schmücken den Raum, in dem er (sie) lebt. Und dann sprich ihn (sie) direkt an, mit der ersten Frage, die wir unseren Teilpersönlichkeiten stellen: „Was ist Dein Sinn und Dein Zweck in meinem Leben?" Und höre auf die Antwort, die Du garantiert bekommst.

***

Und wenn Du die Antwort bekommen hast, die erste, frage als zweites: „Weshalb bist Du da? Was willst Du von mir?" Und laß auch auf diese Fragen Deine Teilpersönlichkeit antworten.

***

Die nächste Frage, die Du an Deine Teilpersönlichkeit stellst, lautet: „Was brauchst Du von mir?"

***

Und die nächste Frage ist: „Was hast Du mir zu bieten? Was hast Du mir zu bieten, mein Rassist (meine Rassistin)?"

***

Die nächste Frage wäre: „Was ist Deine Schutzfunktion? Wovor willst Du mich schützen, willst Du Dich schützen? Welche Narbe, welche Angst in mir soll ich nicht wahrnehmen, und Du stellst Dich vor diese Narbe, diese Angst? Sag es mir, damit wir an dieser Narbe arbeiten können, heilen können und niemandem anders die Schuld geben für diese Narbe."

Und gerade bei dieser Frage höre besonders hin.

***

Und wenn Dein Rassist (Deine Rassistin) auch darauf geantwortet hat, dann schau ihm noch einmal ganz tief in die Augen und stelle Dir jetzt vor, daß hinter ihm Deine Eltern stehen, rechts und links hinter ihm, und hinter den Eltern stehen die Eltern der Eltern, und hinter den Eltern der Eltern stehen auch wieder ihre Eltern, bis hin zum Ahnen, zu dem Ahnen (der Ahnin), die die Schicht, die tiefste Wurzeltiefe darstellt, zu der Du Kontakt hast. Und versuche das Kraftfeld zu erleben, das sie darstellen und versuche, auch ihr Heil zu erleben, und laß dieses Heil, ein Heil, das aus dem Wissen von Jahrhunderten kommt, in Deinen Rassisten hineinfließen. Heile ihn mit der Selbstverständlichkeit und dem Selbstbewußtsein Deiner Schicht, Deiner Klasse, Deiner Ahnen und dann verneige Dich vor allen. Schau dem Rassisten in die Augen, schau in die Augen der Ahnen und sag noch einmal ganz kurz folgende Sätze: „Mein Rassist (meine Rassistin), liebe Eltern, Großeltern, liebe Ahnen, ich nehme euch an, wie ihr seid, ganz und gar“.

Auch das dunkelste, das meistgehaßte, das, wofür wir uns am meisten schämen, sehnt sich nach nichts tiefer, als in den Frieden unseres Herzens aufgenommen zu werden und nicht mehr hassen zu müssen, verachten zu müssen, quälen zu müssen. Du sollst Deinen Nächsten lieben wie Dich selbst, wie Dich selbst. Und dann nimm sie alle in Dein Herz, Rassist (Rassistin), Vater, Mutter, Großeltern, Urgroßeltern, die Ahnen, in Frieden. Und mit diesen Bildern, mit diesen Antworten, die Du nach der Trance aufschreiben kannst, aufschreiben darfst, kehre zurück in diese Zeit, in diesen Raum, räkle Dich und öffne Deine äußeren Augen.

Hyoscyamus

Die Begegnung mit der Hure

Meditation

Versuche Dir vorzustellen, daß aus Deinen Füßen Wurzeln wachsen in den Boden hinein, die Dich fest verankern mit dieser Erde, aus der wir kommen, aus der wir gemacht sind, in die wie wir gehen, und daß dann aus Deinem Haupt Wurzeln wachsen in den Himmel und Du wirklich verankert bist und aufgespannt bist zwischen Erde und Himmel.

Und wenn Du diese Aufrechte erreicht hast, versuche Dich ganz hinein zu begeben und Dich ganz hinzugeben dem Ein- und Ausatemstrom, so daß der Leib Gefäß wird für diese Luft, die uns leben läßt, die uns reinigt, und daß Du alle Verkrampfungen, Verklemmungen hineingibst in die Ausatmung, Dich mit jedem Atemzug mehr in die Entspannung, in die Ruhe, in das Loslassen hineinatmest.

Und wenn Dir das gelungen ist, laß vor Deinem inneren Auge, vielleicht einen Meter vor Dir ein Kind entstehen, Dein Kind entstehen. Dein Kind, zu einer Zeit, bevor die Regeln kamen, bevor die Tabus kamen, ein Kind, was noch ganz *sein* durfte in seiner Körperlichkeit, in seiner Lust, ohne Fixierung auf ein Geschlecht in seiner Lust, ohne Tabu. Was noch ganz innig war in der Pulsation seines Lebens, noch ganz ungepanzert, einfach *da*, da war und offen war für die Ströme des Lebendigen, und dieses bei jedem Atemzug pulsierende Kind imaginiere Dir.

Und dann hülle Dich und dieses Kind ein in eine Pyramide aus Licht, aus rotem bis orangenem Licht.

Diese Pyramide umgibt Dich und Dein Kind. Und diese Pyramide ist imprägniert mit den Qualitäten von *Lust* und *Annahme*. In jedem Lichtstrahl dieser Pyramide ist die Qualität von *Lust* und Pulsation, und deren *Annahme* tief eingeprägt. Bejahte *Lust*. Und diese Pyramide umgibt Dich und Dein Kind. Sie schirmt Dich ab von allen Impulsen, die etwas zu tun haben mit Verbot und Tabu. Und sie schützt Dich vor allen Glaubenssätzen und allen Imprägnierungen, die Dir das, was Dich in Deiner Lebendigkeit sein läßt, verbieten. Und diese lichte *Lust* umhüllt Dich nicht nur, sondern ihre Strahlen füllen den ganzen Innenraum der Pyramide aus wie ein Solarium der *Lust*. Aber sie streicheln nicht nur Deine Haut, sondern sie dringen in Dich und Dein Kind ein. Diese lichte *Lust* nährt, durchdringt jede Zelle Deines Leibes und besonders da, wo Verklemmung ist, Lustlosigkeit, Lustleere, konzentriert sich dieses Licht, füllt Dich auf und schenkt Dir Leben.

Und dann imaginiere einen Strahl aus diesem Licht, der das Herz dieses Kindes mit Deinem Herz verbindet und einen zweiten Strahl, der Deine Genitalien mit den Genitalien Deines inneren Kindes verbindet. Und atme alle inzestiösen Ängste aus, denn Du bist dieses Kind und es geht um Deine *Lust* und Deine *Annahme* und sonst um nichts.

Und wenn Du diese beiden lichten Verbindungen imaginiert hast, dann beginne bei der Einatmung durch das Kind hindurch, durch jede Zelle seines Leibes, den Strahl entlang in Dein Herz, das Wort, die Qualität und die Energie *Annahme* zu denken, zu spüren, mit der inneren Stimme auszusprechen. Und halte dieses angenommene Kind in Deinem Herzen einen Augenblick fest. Und bei der Ausatmung, über den Strahl von Genital zu Genital, atme zu Deinem Kind den Begriff, die Energie und die Qualität *Lust*.

Annahme - Lust, Annahme - Lust

Und wiederhole diese Nährmeditation einige Male, gelassen und rhythmisch.

***

Und beim nächsten Atemzug, wenn Du wieder das Annehmen imaginierst und innerlich aussprichst, atme dieses Dein Kind, was noch ganz im Vollbesitz seiner Lust und seiner Freiheit ist, tief in Dein Herz hinein, so daß es nicht mehr außerhalb von Dir ist, sondern Eingang erhält in Dein Herz, in Deinen Leib. Und gib ihm und Dir einen neuen Glaubenssatz. Sprich mir einfach mit Deiner inneren Stimme nach:

„Ich lebe meine Lust, und sie macht mich lebendig und frei."

Und mit diesem Satz umhülle Dich, so wie Du Dich mit dem Licht der Pyramide, mit der Lebendigkeit Deines Kindes verbunden hast. Laß dieses Licht weiter leuchten in jeder Deiner Zellen, halte dieses Kind beschützt in Deinem Herzen, und imprägniere jede Deiner Zellen mit dem Inhalt und der Kraft des Satzes. Und dann komme langsam wieder zurück in diese Zeit, an diesen Ort, atme noch einmal tief durch und öffne langsam wieder die äußeren Augen.

Trance

Nimm jetzt zur Trance eine bequeme Haltung ein, so daß Du die nächste halbe Stunde bequem und gelassen da sein kannst. Nimm die Haltung ein, die Dich am wenigsten schmerzt, die Du mit so wenig wie möglich Energie aufrecht erhalten kannst.

Die Beine offen nebeneinander, den Kopf ein wenig fallen lassen und die Arme auf die Oberschenkel legen. So wie die alten Droschkenkutscher früher mit einem Minimum an Kraftaufwendung durch Berlin gefahren sind.

Schließe wieder die äußeren Augen und nimm wieder Kontakt auf mit dem Ein- und Ausatemstrom. Entspanne sukzessive den Leib von Kopf bis Fuß. Atme die Qualitäten von Entspannung und Loslassen in Deinen Kopf. Atme sie hindurch durch alle Verkrampfungen und Verspannungen und laß Deinen Kopf los. Er kann einfach nach vorne fallen, ganz locker. Er muß nicht mehr denken, er muß nicht mehr zensieren, er braucht einfach nur da zu sein. Laß die Stirn los, alle Falten, laß Deine Augendeckel ganz locker herabsinken. Spüre noch einmal in Deine Kiefergelenke und laß sie los. Die Zähne müssen nicht mehr zusammengebissen sein. Der Mund kann, wenn er will, auch leicht geöffnet sein.

Laß den Hals los, nichts muß er mehr halten; den Oberkörper weit und durchlässig; die Arme schwer, einfach nur ablegen; die Hände offen, nichts mehr festhalten. Den Rücken sich anlehnend, einlassend; den Bauch weit und sich ganz in der Einatmung und Ausatmung hingebend; das Becken weit, offen und warm. Auch die Genitalien und den Anus ganz loslassen. Ganz weit werden, so daß der Atemstrom regelrecht durch Dich hindurch fließen kann. Oberschenkel und

Knie und Unterschenkel einfach hängen lassen, an den Boden zusammen mit den Füßen abgeben.

Und wenn Du heute Deine inneren Augen aufschlägst, möchte ich Dir vorschlagen, einen Ausflug zu machen. Einen Ausflug zu Deiner inneren Hure. Egal, ob wir Frau oder Mann sind, wir haben sie alle in uns. Mach Dich auf, denn Du bist mit ihr verabredet, Du willst sie kennenlernen, mit ihr sprechen, viel von ihr erfahren. Und wenn Du die inneren Augen aufschlägst, schau, wo es Dich hin verschlagen hat. In welche Zeit, in welches Land, an welchen Ort? Und präge Dir Zeit, Land und Ort ein, an dem Deine Hure lebt und wirkt. Und wenn Du Dir den Ort und die Zeit Deines Erwachens eingeprägt hast, mach Dich auf den Weg und suche sie, ihr Haus, ihr Zelt, den Ort, wo sie wirkt und wo sie lebt. Atme noch einmal tief durch. Laß Deine Angst, vielleicht die vorhandene Scham los und suche, suche sie.

***

Wie wird der Ort sein, den Du findest? Eine kleine Kaschemme, ein Bordell im Bahnhofsviertel, ein modernes Penthaus, eine Villa oder gar ein Tempel? Laß Dich auf jedes Bild ein. Versuche nicht zu zensieren, sondern versuche nur zu schauen wie in einem Film.

***

***

Und wenn Du den Ort gefunden hast, trete ein, wenn es eine Tür ist, oder klingle, oder melde Dich bei Pförtner oder Empfangsdame an. Trete ein und verlange sie zu sprechen. Verlange sie zu sprechen, weil Du sie kennenlernen willst.

***

Und überleg Dir, ob Du nur mit ihr sprechen willst oder ob Du mit ihr vielleicht auch in einen geschäftlichen Kontakt treten willst, ihre Dienste in Anspruch nehmen willst und wenn ja, wie. Denn sie kann Dir alles geben, was Du Dir vielleicht jemals erträumt hast und nie zu tun wagtest. Sie ist die Hüterin all Deines Wissens über Lust und Freude. Sie ist die Dienerin Deines Leibes. Sie ist die heilige Hure, auch.

***

Wo empfängt sie Dich? Wie ist Dein Gefühl bei der ersten Begegnung? Wie tritt sie auf Dich zu? Und wie ist das Ambiente des Raumes, des Hauses, in dem Du ihr das erste Mal begegnest? Spüre und fühle ohne Scham, was sie in Dir auslöst und was sie ist, wer sie ist.

***

Und dann beginne das Gespräch oder beginne die Verhandlung. Frag sie, wie sie zu diesem Beruf gekommen ist. Frag sie, wie es ihr in diesem Beruf geht, was ihre Spezialitäten sind, wer ihre Kunden sind und frag sie auch nach ihrem Wert. Was kostet eine Liebesbegegnung mit ihr? Und was bietet sie Dir und ihren Kunden dafür?

***

Und dann bleib, wenn Du willst, im Gespräch und laß Dir ihr Leben und ihre Profession erzählen. Überleg Dir vielleicht, ob Du sie schon kennst aus anderen Situationen Deines Lebens, wo ihr Dasein für Dich Problem oder auch Hilfe war. Aber wenn Du willst, laß auch zu, Dir von ihr dienen zu lassen. Sprich ganz offen mit ihr über Deine Wünsche, über Deine Bedürfnisse, die Du Dich vielleicht noch nie zu äußern wagtest. Sie hat Verständnis für alles. Ihr Herz und ihr Schoß sind unendlich im Verstehen und im Geben. Und wenn diese

Art der Begegnung für Dich die richtige ist, dann geh mit, denn alles ist bei ihr möglich. Und wenn Angst kommt, wenn Scham kommt für das, was die Bilder in Dir offenbaren, nimm sie wahr, aber hafte nicht an. Atme Dich durch sie hindurch und bleib bei Deinem Gefühl und bleib in der Begegnung.

***

Spüre sie, ob leiblich oder im Gespräch, spüre Dein Gefühl zu ihr. Hast Du sie vielleicht in Deinem Leben bisher verachtet, abgelehnt, abgespalten oder wie bist Du sonst mit ihr umgegangen? Nimm wahr.

***

Was sind es für Wünsche, die sie Dir heute erfüllen kann? Wie kannst Du diese Wünsche in Deinem Leben zur Erfüllung bringen mit ihrer Hilfe? Stell ihr auch selbst alle Fragen, die Du hast und die Du Dir als Meisterin ihres Faches beantworten lassen kannst.

***

Und dann komme langsam zum Ende Deines Gesprächs oder des Liebesdienstes. Spüre noch einmal ganz stark, was Dir beides gebracht und wie viel Dir vielleicht von beidem in Deinem realen Leben fehlt. Aber realisiere auch, daß es sie gibt, in Dir, als Deine innereste Realität. Und daß Du sie nur annehmen, schätzen, ehren mußt, damit sie den Platz in Deinem Leben einnehmen kann, der für Deine Entwicklung, Deine Lust, Deine Lebendigkeit der angemessene wäre. Schau ihr noch einmal ganz tief in die Augen und verneige Dich vor ihr und sprich mir, wenn Du willst, folgende Worte nach:

„Meine geliebte Hure, ich gebe Dir die Ehre. Du bist ich und ich bin Du. Ich nehme Dich an, wie Du bist, ganz und gar, von Herzen und in Liebe. Und ich bitte

Dich, gib mir Dein Wissen, Deine Lust und Deinen Wert. Wenn ich es je getan habe, tut es mir sehr leid, daß ich mich für Dich geschämt habe und Dich verachtet habe. Und ich verspreche Dir, ich werde Dir ab heute den Platz in meinem Leben geben, der Dir zusteht, zu meiner Heilung. Bitte, meine liebe Hure, segne mich und sei freundlich zu mir."

Und dann öffne Deine Arme, geh auf sie zu und schließe sie in Deine Arme. Du und sie, ihr seid ein unschlagbares Paar. Und mit diesem Gefühl der Annahme, der Hingabe, der Vergebung und des Neuanfangs, komme langsam wieder zurück in diesen Raum, in diese Zeit. Öffne langsam Deine Augen, spüre noch einmal durch den Leib, wie sich der Leib verwandelt hat durch die Übung, wo etwas neu ist, wo etwas wiederentdeckt ist und komme an.

Ignatia

Das Erlebnis der absurdesten Verliebtheit

Meditation

Für die Nährmeditation möchte ich Dich bitten, soweit es Dir möglich ist, Dich aufrecht hinzusetzen und eine bequeme, aber aufgerichtete Haltung einzunehmen. Die Fußsohlen berühren den Boden, die Hände liegen locker im Schoß. Und versuche erst mal anzukommen, mit Deinen Füßen, mit Deinem Gesäß Kontakt aufzunehmen zu Boden und Stuhl, Dich wirklich zu setzen und Dich anzuvertrauen dem Ein- und Ausatemstrom. Alles, was Dich heute schon bewegt hat, im Positiven oder im Negativen und was noch immer durch Deinen Kopf schwirrt, einfach ausatmen, mit der Ausatmung dem Raum übergeben. Tief ein- und tief ausatmen.

Und wenn Du einigermaßen zur Ruhe gekommen bist, dann öffne langsam Deine inneren Augen und richte Deinen Blick in Deine innere biographische Welt. Und versuche Kontakt aufzunehmen mit dem Teil von Dir, der immer so hungrig ist, hungrig nach Liebe, hungrig nach Wärme, hungrig nach Zärtlichkeit und hungrig nach Geborgenheit. Schau zuerst ganz früh, ob es vielleicht schon den Embryo gibt mit diesem Hunger, oder das weggegebene Kleinstkind, die 3-jährige, die von ihrem liebsten Freund aus dem Spielzimmer verbannt worden ist und für die die Welt zusammenbricht. Oder vielleicht auch die Pubertierende, die nach erster Liebesenttäuschung denkt, das Leben muß jetzt ein Ende haben - denn wenn er oder sie nicht mehr ist, was soll mich dann nähren? Oder vielleicht findest Du in Dir auch die junge Mutter, die ihr Kind verloren hat, oder die junge

Frau oder den jungen Mann, der nach tiefster Liebesenttäuschung nur noch die Sinnlosigkeit und nichts mehr an Wert sieht, was es gilt weiterzuleben. Was Du auch gefunden hast, mit diesem Teil von Dir nimm Kontakt auf von Herzen.

***

Und wenn Du diese Teilpersönlichkeit entdeckt hast, mit dieser inneren Person von Herzen in Kontakt gegangen bist, halte diesen Kontakt. Laß diesen Kontakt stärker werden. Visualisiere Dir förmlich eine Verbindung aus sattem, nährenden, grünen Licht, eine Verbindung aus reinster Grünkraft zwischen Deinem Herzen und dem Herzen des hungernden, trauernden Anteils. Und wenn diese Verbindung steht, bilde dann um Dich die ja schon bekannte Lichtpyramide, in der beide Platz haben, ebenfalls aus diesem tiefen, grünen, nährenden Licht. Und dieses Licht ist imprägniert mit den Qualitäten von *Geborgenheit* und *Sättigung*. Und dieses Licht umgibt Dich nicht nur, sondern es füllt die Pyramide aus. Es ist wie ein sättigendes Solarium, das aber nicht an Deiner Haut Halt macht, sondern dessen Strahlen eindringen in Deinen Leib und sich in jeder Zelle Deines Körpers manifestieren, und besonders in Deinem Magen, wo es so oft so weh tat, wenn Du unglücklich verliebt warst oder bist. In diesem Magen laß dieses grüne Licht besonders stark werden, ihn ausfüllen, die gereizten Magenschleimhäute lindern und einbalsamieren. Warmes nährendes grünes Licht. Und wenn Du diese Durchlichtung erfahren hast, dann imaginiere Dir auch, wie Dein hungernder Anteil von diesem grünen Licht ausgefüllt wird.

***

Und nimm das Licht wahr, die *Geborgenheit* und die *Sättigung*. Und dann frag diese Teilperson von Dir: „Was brauchst Du? Was sind die zwei wichtigsten Qualitäten, die Dich nähren, die in Dir ein Gefühl von Sattsein erzeugen, physisch und seelisch, damit nicht jeder neue Liebste, dem Du begegnest, sofort das Gefühl hat, Du verspeist ihn mit Haut und Haaren? Was brauchst Du, um zu vertrauen, daß ich Dich nicht mehr verlassen werde? Und was brauchst Du, um die Narben der Verletzung und Liebesenttäuschung zu balsamieren?" Und höre hin mit Deinem inneren Ohr, mit Deinem Herzohr, und laß Dir die beiden wichtigsten Qualitäten, Begriffe und Energien nennen, die diese Deine leidende Teilpersönlichkeit braucht.

***

Und wenn Du sie gehört hast, dann prüfe, welche dieser Qualitäten paßt besser zur Einatmung, also durch den Patienten über die Herzverbindung eingeatmet in Dein Herz - zum Beispiel die *Annahme*. Und welche Qualität paßt besser zur Ausatmung, so daß Du sie direkt in das Herz und in den Leib des Patienten, Deines inneren Patienten, hineinatmest? Und wenn Du eine Qualität der Einatmung und eine Qualität der Ausatmung zugeordnet hast, dann beginne die heilsame Ventilation. Ein Begriff durch Deinen inneren Patienten einatmen in Dein Herz, spüren, bewahren, wahrnehmen und den anderen Begriff liebend, nährend ausatmen, in den Patienten hinein, in Deine Teilpersönlichkeit und sie da regelrecht liebevoll aufpumpen mit dieser Qualität. Und dieses Ein- und Ausatmen laß uns jetzt 10mal praktizieren.

***

Und dann, beim nächsten Einatemzug atme und nimm diesen Teil von Dir, den Du heute angefangen hast, mütterlich zu nähren, in Dein Herz. Nimm ihn in Dein Herz und gib ihm das innere Versprechen, ihn nicht mehr zu vergessen, ihn regelmäßig zu nähren, auf daß er wachsen kann, heilen kann und ein wichtiger, integraler und Dir dienender Anteil Deiner inneren Tafelrunde werden kann. Mit diesem Gefühl der Annahme des oder der Hungernden komme langsam wieder zurück in die volle Präsenz dieses Raumes. Spüre noch einmal das grüne, nährende Lebenslicht in jeder Deiner Zellen, besonders in Deinem Magen, dem zentralen Ignatia-Organ, wo sich unser Liebeshunger am meisten äußert - in Schmerz, in Gastritis, in nervösem Magen, in Magengeschwüren, der jetzt aber ganz heil, warm und grün gesättigt ist. Und mit diesem Gefühl komme langsam wieder zurück, schließe die inneren Augen und öffne die äußeren.

Trance

Für diese Übung nimm jetzt eine so bequeme Haltung wie möglich ein, Du darfst Dich auch hinlegen. Also eine Haltung einnehmen, in der Du jetzt ungefähr eine Viertelstunde / 20 Minuten lang bequem und ohne von Deinem Körper malträtiert zu werden, horchen, fühlen und schauen kannst. Wenn Du sitzt, nimm am besten die bewährte Kutscherhaltung aus dem Autogenen Training ein. Wie der Kutscher auf seinem Kutschbock: den Kopf einfach nach vorne fallen lassen, der Mund offen, wenn es angenehm ist, wenn nicht zu. So bequem wie möglich. Wichtig bei der Trance und auch bei der Meditation: ein Wort zum Gähnen. Gähnen ist gut, beides fängt mit „g" an, und beim Gähnen läßt man einfach ganz viel los, gerade von den alten Broten im Nacken, und da sitzt uns ja der Kummer und die Trauer so mächtig drin. Also wenn Du - ob während der Meditation oder während der Trance - gähnen mußt, einfach Dich in dieses Gähnen tief hineingeben. [Entblähen ist zwar genauso gesund und entspannend, aber in diesem sonntäglichen Rahmen verschieben wir das vielleicht auf die Pause.]

Versuche wieder in das Ein- und Ausatmen hineinzugehen, diesmal nicht auf die Aufrechte zu achten, sondern Dich, so weit es möglich ist und Deine Haltung es erlaubt, in den Unterboden / in den Stuhl hineinfallen zu lassen, ganz entspannt, hingebungsvoll. Den Ein- und Ausatemstrom durch Dich hindurchfließen zu lassen und in altbekannter Weise sukzessive den Körper, beginnend vom obersten Scheitelpunkt, loszulassen und zu entspannen. Als erstes den Kopf, er fällt regelrecht dahin, wo er bequem fallen kann, entweder nach vorne oder er sinkt in den Boden, er wird ganz schwer, weit. Er muß nichts mehr tun, er muß nicht mehr denken. Die stofflichen Ohren brauchen nicht mal mehr zu hören, dafür öffnet sich Dein Herzohr weiter und weiter. Auch die Augen fallen schwer nieder, die Lider, die äußeren Augen ganz geschlossen. Der Kiefer ganz entspannt, ein tiefes befreiendes seufzendes Gähnen kann auch mal den Nacken entspannen und auch der Hals muß nichts mehr tragen. Atme in Deine Schultern hinein und nimm in der Ausatmung alle Schwere, alle Verspannung wieder mit hinaus. Die Arme sinken schwer und entspannt auf den Boden. Der Rücken, die Wirbelsäule und der Brustkorb: schwer und weit, nur noch Gefäß für Deinen Ein- und Ausatem, der ohne auf Widerstand zu stoßen den Leib durchflutet. Auch der Bauch kann sich öffnen, immer noch durchdrungen vom heilenden, nährenden, grünen Licht. Und so gelangt der Atem wie von selbst in Deine Genitalien, die auch weit und entspannt sind, so daß der Atemstrom wie durch sie hindurchwehen kann. Auch Gesäß und Anus sind entspannt und weit, und als letztes legst Du die Oberschenkel, die Knie, die Unterschenkel und die Füße ab. Der physische Leib ist in maximaler Entspannung.

Und wenn Du jetzt Deine inneren Augen öffnest, suchst Du in Deiner Biographie einen Zustand ekstatischster Verliebtheit auf. Was war Deine größte, heftigste, vielleicht auch absurdeste Verliebtheit - und ich betone *Verliebtheit* - die Du in Deinem Leben erlebt hast. Wo die Flugzeuge im Bauch Kobolz schossen, der Geisteszustand sich schon leicht dem Wahnhaften näherte und Du wirklich dachtest, der (die) um die es ging, ist die Erfüllung all Deiner Lebenswünsche, die endlich gefundene Dualseele, der Partner zur Erfüllung selbst Deiner tiefsten sexuellen Sehnsüchte. Und gehe mit

Deinem inneren Auge, Deiner inneren Kamera hinein in diese Zeit, in diese Situation und versuche als Beobachter, Dich Dir anzuschauen. Wie verhältst Du Dich? Wie geht Du mit diesem Objekt Deines Verliebtseins, mit diesem Objekt Deiner Begierde um? Und versuche, nicht zu werten. Versuche, Dich nicht zu schämen, wenn Du dies siehst, sondern versuche einfach aus einem Zustand liebevollen Mitgefühls zu beobachten; zu beobachten, um zu verstehen. Wie sieht Dein Liebeswahn aus?

***

Was sind die Wünsche, die Hoffnungen, die Illusionen, die in diesem Liebeswahn in Dir entstehen? Und versuche zu beobachten, wo es gar nicht mehr um den Anderen geht, sondern nur um Deinen Hunger, um Dein Defizit, das dieser andere wie ein gebratenes Kaninchen in Dir stillen soll. Achte gut auf die vielen Übertreibungen, Versprechungen, aber auch auf die Erniedrigungen, denen Du Dich aussetzt, um diesen wahnhaft Geliebten endlich zu kriegen, zu besitzen. Schau hin, erinnere Dich und verstehe.

***

Und wenn Du Dich im Zustand des wahnhaften Verliebtseins beobachtet hast und noch einmal deutlich Deine Reaktionsmuster, Deine Liebesmuster, Deine Hungermuster betrachtet hast, dann desidentifiziere Dich von diesem Bild. Laß es gehen, atme es aus und laß einen Moment der inneren Leere einkehren, einen bildfreien Moment.

Und dann öffne Deine inneren Augen wieder und verbinde Dich mit einer Situation in Deinem Leben, vielleicht mit der Nachfolgesituation an die wahnhafte Verliebtheit - denn wahnhafte Lieben dauern ja meistens nicht lange - wo die Trennung gerade passiert ist. Der Geliebte oder die Geliebte haben Dir offenbart, daß sie sich von Dir trennen wollen. Und Du bist zerrissen, getroffen, fast tödlich verwundet, die Welt bricht zusammen. Und beobachte jetzt, soweit Du sie kennst, Deine hysterisch-übertriebene, ängstlich-kindliche, von der Angst des Verhungerns geprägte Reaktion. Die Welt bricht zusammen, alles hat keinen Sinn mehr. Am liebsten aufhören, Schluß machen. Nie wieder! Und schau Dir auch das an.

***

Versuche Dich nicht zu verachten dafür, wie Du bist. Versuche ehrlich zu beobachten, vom Herzen her, nur zu beobachten und zu verstehen.

***

Und wenn Du diese Situation ebenfalls wieder beobachtet hast, dann laß auch dieses Bild wieder los. Atme es aus und gehe wiederum in einen bildfreien Raum. Für ein zwei Atemzüge alle Bilder verschwinden lassen, einfach seufzend ausatmen.

Und dann imaginiere vor Deinem inneren Auge den damaligen Liebespartner, um den es eigentlich ging und stelle ihm zwei Fragen und laß Dir antworten. Einmal: wie er Deinen Liebeswahn im Zustand der Verliebtheit und Ekstase erlebt hat und wie er Deine Reaktion, Deine hysterieforme Reaktion auf die Trennung erlebt hat. Und stelle vielleicht noch eine dritte Frage: ob er sich vorstellen könnte, wenn Du anders reagiert hättest, daß diese Beziehung vielleicht doch mehr Zukunft gehabt hätte. Frage ihn, was er sich vielleicht von Dir gewünscht hätte, und laß diesen ehemaligen Liebespartner durch Dich antworten, und die Antwort wird sehr wahr sein.

***

Und wenn Du die Antworten bekommen hast, atme auch dieses Bild aus Dir heraus und geh das letzte Mal für einige Atemzüge in einen bildfreien Raum, um noch einmal heute ein Bild entstehen lassen, und ich wünsche einem jedem, daß er es schon einmal hatte. Laß das Bild entstehen eines Moments in Deinem Leben, der ganz geprägt und erfüllt war von ruhiger Liebe, von stiller Hingabe, von anspruchsfreier Zuwendung, und wenn Du ihn vielleicht noch nie erlebt hast, dann imaginiere ihn Dir. Mit einem Menschen zusammensein, in anspruchsfreier Symbiose, in der Freude zu geben und zu nehmen, in ausgeglichener Beziehung, ohne den anderen haben zu müssen, ohne ihn zu brauchen. Satt und still, froh und glücklich. „Es ist schön, daß es Dich gibt und wir helfen uns."

Geh noch einmal mit Deinem ganzen Herzen in dieses so kräftigende Bild hinein und verbinde Dich mit dieser zutiefst positiven Erinnerung.

***

Und dieses Bild atme nicht aus, sondern atme es in Dein Herz hinein. Nimm dieses Bild als kraftvolle, hoffnungsgebende Erinnerungsreliquie in Dein Herz hinein, auf daß es da ewig verbleibe. Und mit diesem liebevollen Bild des Abschlusses komme langsam wieder zurück in diesen Raum, in diese Zeit, atme tief durch, räkle Dich, nimm wieder vollen Bodenkontakt auf und komme an.

Lac Caninum

Die Begegnung mit der Übermutter,
dem schwachen Vater und dem treuen Hund

Meditation

Tauche ein in den großen Ein- und Ausatemstrom, indem Du in Deine Ausatmung alles hineingibst, was Dich im Augenblick noch bedrückt, erfreut, einnimmt. Wehre Dich nicht gegen Bilder und Gedanken, sondern verlasse sie einfach, lasse sie los, atme sie aus Dir hinaus. Wehre Dich nicht, sondern ignoriere sie liebevoll. Und dann imaginiere Dir, wie aus Deinem höchsten Scheitelpunkt Wurzeln herauswachsen, kräftige Wurzeln, die sehr schnell wachsen und sich um die Deckenlampe herumranken, sich fest verankern und einen ganz zarten, aber konsequenten Zug auf Deinen Leib nach oben ausüben, so daß Du Dich gar nicht aufrecht halten mußt, sondern von diesem Zug regelrecht gehalten wirst. Und desgleichen imaginiere Dir Wurzeln, die aus Deinem Becken, aus Deinem Anus herauswachsen und in diesen Boden, in das Fundament dieses Hauses hineinwachsen, so daß zu dem Zug nach oben auch ein Zug nach unten kommt und Du verwurzelt bist in den Himmel hinein und in die Erde und wie aufgespannt bist zwischen diesen Wurzeln, gehalten wirst von diesen Wurzeln, wie von selbst, aufrecht, leicht, in ruhevoller Gespanntheit. Und dann rufe, rufe in Dich hinein das innere Kind. Rufe in Dich hinein das innere Kind, das diese große Sehnsucht hat und hatte nach diesem großen, kräftigen, behütenden und heldischen Vater; das zwar über alle Maßen beschenkt worden ist von der Liebe, von dem Nährenden und Aufbauenden seiner Mutter, das aber diesem nicht anwesenden und schwachen Vater das Schwert verweigert hat, den Bogen, die Lanze. Ruf dieses Kind und schau es Dir an. Es wird dieses Mal kein mageres und verhungertes Kind sein, weil dieses Kind ist fast überernährt von seiner nährenden Mutter, aber ihm wird das andere fehlen, das Väterliche, das Kämpferische. Schau Dir dieses Kind an und sag zu diesem Kind: „Kind, ich möchte für Dich ab heute dieser Vater sein, auch wenn es mir schwer fällt, auch wenn ich Dich vielleicht oft enttäuschen werde. Aber ich verspreche Dir, mich zu mühen, selbst zu wachsen, damit Du wachsen darfst. Mich in meiner Männlichkeit zu üben, damit Du Deine - ob als Mädchen oder als Junge - auch leben und ausbilden kannst."

Und dann schau dieses Kind an. Schau ihm in seine Augen und frage: „Was brauchst Du heute von mir, Deinem Vater, dem Väterlichen in mir, was Dir Dein weltlicher Vater nie gegeben hat oder nie geben konnte, weil er es vielleicht selbst nie bekommen konnte oder nie gelernt hat?" Und höre mit offenem Ohr und offenem Herz, wonach das Kind verlangt. Und laß Dir zwei Qualitäten nennen, die beiden wichtigsten, elementarsten Qualitäten, die das Kind braucht, immer schon gebraucht hat, immer schon suchte, und selbst wenn man sie ihm gegeben hat, nicht annehmen konnte, weil in der Zeit der Prägung keine Rezeptoren für die Annahme solcher Gefühle geschaffen wurden. Fangen wir mit zwei Qualitäten an, mit den elementarsten, mit den fehlendsten. Und wenn Du sie vernommen hast, dann leg beide Qualitäten in Deine aufeinander gelegten Hände. Leg beide Qualitäten in diese Hände und schau sie Dir an.

***

Und laß um diese Qualitäten ein Licht erscheinen, ein Licht für beide, ein Licht, das in sich das ausdrückt, was in diesen Qualitäten verborgen ist. Und wenn dieses Licht um diese Qualitäten entstanden ist, dann nimm dieses Licht und imaginiere um Dich und um Dein inneres Kind eine Pyramide aus diesem Licht. Eine Pyramide, die Dich und dieses innere Kind umgibt. Und wenn Du die Pyramide gebildet hast, dann sprich in Dir den Satz: „Ich sitze unter einer Pyramide aus (...) - füge die Qualitäten dazu - Licht, die imprägniert ist mit diesen Qualitäten und die mich nähren wird, und mit ihrem Licht diese Qualitäten in jede Zelle meines Körpers hineinbringen wird und in den meines inneren Kindes."

Und dann imaginiere, daß diese Pyramide Dich nicht nur umgibt, sondern daß ihre strahlende Kraft, ihr Licht den Raum ausfüllt, den sie umgibt und ihre Strahlen nicht an Deiner Haut stehenbleiben, sondern die Haut von Dir und Deinem Kind durchdringen und in jede Zelle des Leibes hineinfließen, in jede Zelle des Leibes. Und an dem Ort Deines Leibes insbesondere, an dem Dir diese Qualitäten besonders fehlen - und spüre besonders in Deine Brust - der Ort der Lac-Caninum-Insuffizienz ist oft die Brust - bei Männern und bei Frauen - an diesem Ort des größten Defizits laß diese Lichtqualität am stärksten strahlen. Nähre Deine hungernden Zellen, Deine hungernden Knochen, Deine hungernden Muskeln mit dieser Lichtqualität.

***

Und dann laß aus der gleichen Qualität, aus dem gleichen Licht, eine Verbindung entstehen zwischen Brust und Brust, zwischen Herz und Herz, zwischen Dir und Deinem inneren Kind. Und über diese Verbindung beginne jetzt, diese Qualitäten zu atmen, indem Du erst prüfst: Welche Qualität paßt besser zur Einatmung durch das Kind hindurch in Deine Brust, in Dein Herz und welche Qualität paßt besser zur Ausatmung durch Dich hindurch in das Herz, in die Brust Deines inneren Kindes? Und wenn Du diese Entscheidung getroffen hast: Atme. Atme den ersten Begriff durch Dein Kind hindurch ein in Deine Brust, in Dein Herz. Laß ihn schwingen, laß ihn tönen in diesem Ort und atme aus Deiner Brust, aus Deinem Herzen, in die Brust, in das Herz Deines inneren Kindes den zweiten Begriff hinein und nähre Dein Kind mit diesem Atem, mit diesen Werten.

***

Und bau mit dieser Arbeit regelrecht die Brust Deines inneren Kindes auf, gib ihr Kraft und Fülle, so daß sie nicht übermäßig schwellen muß, aber auch nicht aus Schwäche zusammenbrechen muß, sondern daß sie kraftvoll und stolz sich dem Leben zustrecken kann. Und beim nächsten Einatmen atme Dein Kind zu Dir heran und drück es an Deine Brust, drück es an Deine Brust, umarme es, laß Dich umarmen und spüre seine kleine Brust, die jetzt so stark und kräftig geworden ist und laß es Deine Brust spüren und versprich ihm, es regelmäßig zu nähren, denn es ist nie zu spät, einen Vater zu bekommen, auf den man stolz sein kann und auf den man sich verlassen kann.

Und mit dieser Hoffnung, mit diesem positiven Glaubenssatz laß uns zurückkommen aus dieser Nährmeditation…

Trance

[Trance-Vorbereitung aus anderer Trance verwenden]

Und wenn Du ganz entspannt bist, und wenn Du die Gedanken des Tages so weit wie möglich losgelassen hast, dann ruf auf eine vor Dir imaginierte Bühne, in einem Theater, in dem Du ganz alleine sitzt - wie der Regisseur Deines Lebensstückes - Deine übermächtige Mutter, Deine große Spinne. Die Mutter, die Dich zwar ernährt hat, die Dich unendlich geliebt hat, die Dich aber erdrückt hat, geprägt hat mit ihrer Verachtung vor dem Männlichen, mit ihrer Verletzung, die sie erlitten und nicht geheilt hat. Rufe sie und schau sie Dir an, und laß sie die Form annehmen, die in Deinem Inneren für sie vorgesehen ist. Vielleicht erscheint Dir Deine leibliche Mutter. Vielleicht auch eine Mutter aus den Tiefen Deiner Biographien, vielleicht aber auch ein ganz anderes Bild, ein anderes Symbol oder ein Tier. Laß diese übermächtige Mutter in ihrer ganzen Besorgtheit, Verletztheit und Gewalt auf Deiner inneren Bühne erscheinen.

***

Und wenn diese übermächtige Mutter auf Deiner Bühne erschienen ist, dann fang an, ihr zu erzählen, wie Du sie erlebt hast, wo sie Dich verletzt hast, wo Du Dich platt gemacht, überfordert, totgeliebt und erdrückt gefühlt hast. Versuche bei all dem, was Du sagst, in der Liebe und in der Ehre zu bleiben. Aber wenn andere Gefühle aufkommen, laß auch denen Raum und Ausdruck. Aber sag dieser Mutter endlich, was Du ihr schon immer sagen wolltest und nie konntest, durftest und real vielleicht auch nie tun wirst. Aber heute darfst Du alles sagen. Sag es ihr.

***

Und wenn Du Deiner Mutter Deine Gefühle, Deine Verletzung mitgeteilt hast, dann bitte die Mutter, Dir zu erklären, warum sie so war wie sie war und ist. Laß Dir erzählen von ihrer Verletzung, laß Dir erzählen von ihrem guten Willen, von ihrem Nicht-anders-können und höre ihr zu. Höre ihr zu, vielleicht das erste Mal in Deinem Leben, aber höre ihr zu und versuche, offen und nicht im Widerstand zu sein für das Drama und die Sorgen, die sie jetzt offenbaren wird.

***

Und wenn Deine Mutter Dir ihr Inneres offenbart hat, dann versuche sie zu verstehen und versuche ihr auch zu vergeben und versuche, von Deinem Platz im Zuschauerraum aufzustehen, auf diese Bühne zu gehen und durch eine Umarmung oder sonst eine für Dich adäquate Geste dieser Mutter, unter der Du vielleicht so oft und so lange gelitten hast, unter der Du fast atemlos geworden bist durch Zuneigung und Überbehütetsein, trotzdem Respekt und Liebe zu zeigen. Und in diesem Zeigen sag ihr, welche Wünsche Du in diesem Leben, auf diesem verbleibenden Weg oder selbst wenn sie schon in einem anderen Leben ist, aus dieser Sphäre heraus, an sie hast. Was Du sie bittest, Dir zu geben in dem Maße, wie es für Dich richtig ist. Zolle Respekt, vergib, zeige Deine Liebe und sprich den Wunsch aus, den Du noch an sie hast.

***

Und dann versuche, wenn Du es nicht vielleicht sowieso schon getan hast, Deine Mutter zum Abschied zu umarmen. Versuche, sie wirklich an Deine Brust zu drücken und nicht nur spüren, was sie Dir vielleicht angetan hast, sondern was sie Dir wirklich geben wollte, in ihrer Unvollständigkeit, in ihrer eigenen Krankheit. Versuche, milde Liebe für sie zu empfinden und Dich durch sie und sie durch Dich ein Stückchen heiler werden zu lassen heute. Und wenn Dir das vielleicht gelungen ist, entferne Dich von diesem Bild. Nimm Abschied von diesem Bild, laß es dunkel werden in Deinem Theater, und schließe für einen Augenblick der Stille Deine inneren Augen. Schließe für einen Augenblick der Stille Deine inneren Augen.

***

Und dann öffne sie wieder. Und Du bist wieder in dem gleichen inneren biographischen Theater. Du siehst wieder die erleuchtete Bühne, und Du rufst ihn, den Vater, der abwesend war, der Dich verraten hat, der Dich verlassen hat oder, wenn er anwesend war, schwach war. Von Mutter unterdrückt, sich nicht durchgesetzt, ein Weichling, ein Windbeutel, ein Großkotz. Der Dir Dein Recht genommen hat, ihn zu bewundern, der Dir vorenthalten hat, das Heldische in Dir zu entwickeln. Der Dich nicht gelehrt hat, dieser Welt liebevoll aber direkt Stirn und Brust zu bieten. Diesen Vater, in realer, lebendiger Form, aus den Tiefen Deiner Biographie aufsteigend, als animalischen Ausdruck oder als sonstwie geartete Form, laß auf dieser Bühne entstehen. Ruf ihn auf diese Bühne. Und versuche, nicht gleich zu stark in Ablehnung und Schmerz zu gehen, sondern versuche so weit es möglich ist, ein Gefühl von Verständnis in Dir aufkeimen zu lassen.

***

Und wie bei der Mutter, beginne nun auch ihm zu erzählen, wie Du ihn erlebt hast, wie sehr Du ihn gebraucht hast und wie wenig Du ihn gehabt hast. Drück Deinen Schmerz, Dein Defizit und auch Deine Erwartungen aus, die das Kind in Dir an ihn gehabt hat. Und sprich es aus, drück es aus, sag es ihm endlich.

***

Und wenn Du Deinem Vater die Dinge gesagt hast, die Du ihm schon immer sagen wolltest, dann gib ihm das Wort. Gib ihm das Wort und laß ihn ausdrücken, warum er so war, wie er war. Warum er nicht so sein konnte, wie er für Dich hätte sein müssen, wie Du ihn gewollt hast und zwing Dich, ihm zuzuhören. Versuche vielleicht sein eigenes Leid, sein eigenes Defizit, seinen eigenen fehlenden Anteil wahrzunehmen.

***

Und wenn er sich Dir gezeigt hat, vielleicht erstmalig, vielleicht auch schon vermehrt, dann geh auch Du nun wieder auf die Bühne. Versuche die Kraft in Dir zu entfalten, um ihn, auch wenn es Dir schwerfällt, in den Arm zu nehmen, Deine Brust an die seine zu drücken, die Kraft, die in ihm ist, zu spüren und ihm Deine Kraft zu geben. Heile auch Du Deinen Vater, damit der Vater, das Väterliche in Dir heil werden wird. Ehre Deinen Vater, damit der Vater in Dir, das Väterliche in Dir geehrt werden darf, werden kann. Und sag ihm zum Abschluß den Wunsch, den Du für dieses Leben noch an ihn hast. „Vater ich wünsche mir...“.

Und achte darauf, daß er diesen Wunsch hört und versteht. Schau ihm bei diesem Wunsch in seine Augen. Und wenn es ein Bedürfnis von Dir ist, bitte ihn um seinen Segen, bitte ihn um seinen Segen und laß Dich von ihm segnen.

***

Und dann nimm Abschied, ohne Abschied nehmen zu müssen. Entferne Dich auch von diesem Bild, schließ ein letztes Mal die innern Augen und laß es dunkel werden in Deinem Theater. Du bist Mutter und Vater begegnet, vielleicht hast Du ein wenig geheilt. Vielleicht ist Dir ein wenig klarer geworden und Du kannst ein wenig mehr vergeben und verstehen. Vielleicht muß der Mann in Dir in Zukunft sich nicht mehr so stark von den Frauen in Dir und um Dich unterdrücken lassen. Vielleicht kannst Du auf den Mann in Dir stolzer sein, darf sich Deine Brust, wenn auch nicht lycopodisch überhöht, etwas mehr schwellen, ohne sich nach dem Eisprung schmerzhaft auszudehnen.

Und in dieser Hoffnung öffne ein letztes Mal Deine inneren Augen, aber Du siehst diesmal vor Dir nicht das innere Theater, sondern stelle Dir vor, Du bist auf einer wunderbaren Frühlingswiese, an einem wunderbaren Sonntagvormittag. Der Himmel ist blau, die Sonne scheint und Du siehst durch das Gras auf Dich zu rennend, sich freuend, ein Ausbund von Lebendigkeit, Liebe und Freude, Deinen Hund (Deine Hündin), auf Dich zuspringen. Laß diesen inneren Hund vor Dir entstehen. Nach Deinem Wunschbild, nach Deinem Idealbild. Schaff ihn Dir, imaginiere ihn Dir, in seiner ganzen Kraft, in seiner Lebendigkeit, in seiner Liebe, in seiner Treue. Spüre diese totale Freundschaft, spüre dieses Wesen, das fast nicht anders kann, als Dich zu lieben, was treu sein möchte, was aber Deinen Schutz braucht, um Dich zu schützen, Dein Lob braucht, um Dich zu loben, Deinen Halt braucht, um Dich zu halten. Und dann laufe mit diesem Hund, lauf mit diesem Hund hinein in diesen Frühlingssonntag und spüre Deine Hand an seinem Fell, spüre seine liebevolle Schnauze, seine

Nase, wie sie an Deiner Hand sich bewegt. Spüre seine Zunge und nimm diesen Gefährten als kleines Geschenk dieser Trance mit in Deine Träume, mit in Dein Leben.

***

Komme dann langsam wieder ganz zurück in diesen Raum, schließe die inneren Augen und öffne langsam wieder die äußeren, atme tief durch, räkle Dich.

Lachesis

Die Reise zu Merlin ins Land der Zauberer

Trance

(Trance-Vorbereitung im Sitzen)

Die Hände offen auf die Oberschenkel legen. Bequem auf dem Stuhl sitzen, den Kopf nach vorne hängen lassen. Bereit sein, wenn möglich, alle Zweifel, fahren lassen. Soweit es möglich ist, sich meinen Worten anvertrauen. Laß ganz bewußt den Kopf los, der darf jetzt hängen. Mit dem Kopf Deine Gedanken, Zweifel, Vorstellungen, Widerstände, einfach loslassen, ausatmen. Die ganze Gesichtsmuskulatur loslassen, die Wangen, die Augenmuskeln. Der Mund kann ruhig hängen, leicht geöffnet, ganz doof sein. Der Hals entspannt, ganz gelöst. Die Schultern, Oberarme, Unterarme und Hände, entspannt und offen; offen wie zum Nehmen. Der Rücken, der Brustkorb, der Bauch, weich und weit. Sich ganz hingeben dem Atemstrom. Becken und Gesäß abgelegt auf diesem Stuhl. Anus und Genitalien weit, weich und warm. Beine und Füße müssen nichts halten, sondern stehen auf dieser Erde. Wir imaginieren uns, wie aus diesen Füßen die Wurzeln in die Erde hineinwachsen. Wie aus unseren Schultern Fäden hinauswachsen, die uns anhängen an den Himmel, so daß wir ohne große Mühe einfach sitzen, da sind und lauschen, sich hingeben, lauschen.

(Trance-Vorbereitung im Liegen)

Leg Dich erst mal ganz bequem hin. Versuche einfach erst mal, in den Atemstrom hineinzukommen; einfach nur einatmen und ausatmen. Und mit diesem Einatmen und Ausatmen alles loslassen, was Dir heute schon begegnet ist - die schönen und die nicht so schönen Dinge. Sich einfach ganz leer atmen; ganz leer atmen. Und versuche dann als erstes, Deinen Kopf ganz loszulassen; ihn ganz in den Boden hineinfallen zu lassen; nichts mehr festhalten zu wollen; nur hier zu sein. Die Stirn loslassen und die Augen: Nichts müssen die äußeren Augen jetzt mehr sehen. Die Wangen und den Kiefer: ganz loslassen. Den Hals schwer und tief werden lassen, die Schultern schwer und weit, ganz auf den Boden fallen lassen. Arme und Hände schwer werden lassen. Die Finger öffnen und nichts mehr festhalten wollen. Der Rücken wird weit und legt sich ganz in den Boden. Bauch und Becken loslassen und auch in den Genitalien nichts mehr festhalten. Das Gesäß ganz loslassen, Oberschenkel, Knie, Unterschenkel, Füße und Zehen ganz in den Boden hineinsinken lassen. Den Erdenkörper ganz ablegen auf dieser Erde.

Wenn Du heute Deine inneren Augen aufschlägst, bist Du in einem fernen, verwunschenen, märchenhaften Land, in einem Land der Feen und der Zauberer, in einem Land der Drachen, Zwerge und der lebendigen Magie. Schau Dir dieses Land an. Wie sieht es aus, Dein inneres magisches Land?

***

Und in diesem Land wirst Du jemanden treffen, jemand, den wir treffen müssen, wenn wir in der Lage sein wollen, der Schlange wirklich zu begegnen, um sie zu erlösen. Wir werden uns aufmachen, unseren inneren Zauberer (unsere innere Zauberin) zu treffen, unseren Merlin (unsere Merlina).

Und nun löse Dich vom ersten Anblick dieses verzauberten Landes und mach Dich auf, den Turm zu suchen, in dem er (sie) wohnt. Mach Dich auf und durchquere dieses verwunschene Land, achte auf seine Pflanzen und Landschaften, achte auf alles, was Dir begegnet und suche diesen Turm.

***

Und wenn Du diesen Turm erreicht hast, klopf an und Dein Merlin, Deine Merlina, wird Dir öffnen. Schau diesem großen Zauberer (dieser großen Zauberin) in Dir ins Gesicht. Sei ehrlich, voller Mut und ohne falsche Absicht, und die Liebe und die Weisheit dieses Menschen wird Dich durchdringen und tief berühren. Und nun nimmt sie Dich bei der Hand und führt Dich hinauf in ihr Zimmer. Und wenn Du dieses Zimmer betrittst, wirst Du viele Dinge sehen, die Ausdruck von Glauben, Wissen und Arbeit dieser großen Zauberin (dieses großen Zauberers) sind. In diesem Raum arbeitet sie, arbeitet an ihrem großen Werk, an dem Werk, aus Tiermenschen Goldmenschen zu machen, an dem Werk der großen alchemistischen Hochzeit.

Du siehst das Feuer, Du siehst den Kessel, das ewige Zeichen und Symbol der Mutter, den großen Kessel, in dem alles kochen muß, alles garen muß auf dem großen mächtigen Feuer, das alles verbrennt, was unecht und dunkel ist.

Und sie führt Dich vorbei an den großen Folianten, in dem das Wissen der Menschheit aufgeschrieben ist, führt Dich vorbei an Wänden, die voll sind mit magischen und kabbalistischen Symbolen; und führt Dich zu einem Stuhl - ein wunderbarer, alter Stuhl, aus dem Holz des Tyrax, dem heiligen Holz, das alle Dämonen vertreibt. Auf diesem Stuhl nimmst Du Platz, und er ist wunderbar mit

Schnitzereien verziert und oben am Kopf des Stuhls ist das große heilige Zeichen, das Pentagramm, und an dieses Zeichen lehnst Du Deinen Kopf an und wieder schließt Du die Augen.

Dein Zauberer (Deine Zauberin) wird Dich mit ihrem Stab berühren. Sie berührt Dich an Deinem dritten Auge. Und öffne dieses Auge und Du wirst alles sehen, was in Dir vom Zweifel beherrscht wird, und Du wirst den Zweifel und die Gründe für dieses Zweifeln erkennen. Sei mutig, denn oft ist das, was man erkennt, sehr schmerzhaft, aber schau hin: Was setzt diesen Zweifel in Dir, was läßt Dich zweifeln? Wo, wodurch, ist dieser Zweifel in Dich eingedrungen?

***

Und wenn Du vielleicht innerlich zurückschreckst vor diesen Bildern, zurückschreckst vor dem, was Dir begegnet: Spüre das pulsierende Holz des Tyrax-Stuhles hinter Dir und spüre die Dich beschützende Kraft des Pentagramm und spüre die Hand des Zauberers (der Zauberin), wie sie sie auf Dein Herz legt, um diesem kleinen Herz Liebe und Mut zu geben. Und spüre diese Hand, spüre diese Hand, wie sie Dein Herz berührt und sprich innerlich die Frage aus: „Meister, Meister, wie kann ich diesen Zweifel loslassen? Wie kann ich wieder eins werden mit dem Vertrauen und dem Mut?“

Und der Meister (die Meisterin) werden antworten und diese Antwort wird Dein Herz berühren. Höre und lausche...

***

Und wenn Du die Antwort vernommen hast und die Antwort in Dein Herz eingedrungen ist, wird Dich der Meister (die Meisterin) zum zweiten Mal mit ihrem Stab des Gesetzes an Deinem dritten Auge berühren und es wird sich wieder öffnen und es wird sich öffnen für die Versuchung. Und Du wirst sie erkennen, die Schlange in Dir, die Dich versucht, und Du wirst die Versucher erkennen. Und auch diesmal schau ehrlich hin, voller Mut, und auch diesmal spüre die Kraft des Holzes und die liebende Zuneigung der Hand. Und schau auf die Versuchung, schau auf den Versucher: Wo hat er Macht in Deinem Leben, wo flüstert er Dir ein? Wo versucht er, die Liebe zu ersticken; das Wissen in Mißgunst zu verwandeln? Schau genau hin und präge Dir diese Bilder ein. Denn Du mußt um sie wissen, um diese alte Schlange, um sie zu erkennen und in Liebe erlösen zu können.

***

Und wieder stelle die innerliche Frage: „Meister, Meisterin, was kann ich tun, um dem Versucher, dem Widersacher (der Widersacherin) zu widerstehen? Was kann ich tun, um von dieser Persönlichkeit in mir nicht mehr beherrscht zu werden, sondern selbst zu herrschen, mit meinem willentlichen Ich?“

Und wieder wird die Antwort auf diese Frage in Dein Herz strömen, denn nur dort kannst Du diese Antwort wirklich hören, nur dort.

***

Und dann wird der Meister (die Meisterin) zum dritten Mal den Stab des Heils, den Stab des Gesetzes, den Stab des Sehens an Dein drittes Auge halten. Und er (sie) wird dabei ein Lied singen, in einer alten, uralten aramäischen Sprache, ein Lied mit den stärksten Formeln gegen alles, was uns unfrei macht und abbringen will von unserem Weg des Ähnlichwerdens. Und wieder, zum letzten Mal in dieser Trance, wird sich Dein Auge öffnen und Du wirst Bilder sehen von Einheit; Einheit,

Alleinheit, das Eine, den Weltenschöpfer. Wie sieht sie aus, Deine Vision von Einheit, jenseits von Zweifel, jenseits von Widersachern, jenseits der Begierde; jenseits der Begierde und jenseits des Wollens? Einheit - Alleinheit.

***

Und Du wirst fortgetragen von diesen wunderbaren Gesängen, in diese Einheit. Und auch wenn es vielleicht noch Jahrzehnte dauert, bis Du sie ganz realisiert hast, so ist sie doch jetzt schon in ihrer Gänze in Dir vorhanden. Wenn Du Dich nicht ablenken läßt von Zweifeln, Mißgunst und Widersachern, hast Du immer einen Zugang zu ihr. Und langsam verstummen die Worte des Gesangs, und langsam veschwindet der Turm, verschwindet Zauberer und Zauberin und Du bist umgeben von Einheit, von Stille.

***

Und wenn Du die inneren Augen wieder aufschlägst, bist Du dort angekommen, wo der Weg begonnen hat, an der Stelle in Deinem Zauberland, wo wir heute die inneren Augen aufgeschlagen haben. Und mit einem Mal spürst Du, daß Du etwas in den Händen hältst, was Du aus diesem Turm mitgenommen hast. Und es ist ein Geschenk, ein Geschenk Deines inneren Zauberers (Deiner inneren Zauberin).

Schau, was es ist. Ist es ein Symbol, ein Stein, eine Feder oder was auch immer? Schau es Dir an. Du fühlst es, Du riechst es.

Was es auch ist, es ist für uns schwache Menschen ein kleiner Gegenstand des Trostes und ein kleiner Gegenstand der Führung. Und er wird Dir helfen, immer wieder Kontakt zu bekommen zu dieser mächtigen Gestalt, der wir heute begegnet sind, so lange wir sie noch brauchen und wir sowieso, wann immer wir wollen, in Kontakt mit ihr sind.

***

Und dann verbinde Dich noch einmal mit allem, was Dir bis jetzt begegnet ist. Laß noch einmal Dein inneres Land kurz an Dir Revue passieren. Geh noch einmal zurück zu Deinem inneren Turm, in dem Du Deinem alchemistischen Kessel begegnet bist, Deinen Gerätschaften. Geh noch einmal zurück in Deinen Raum der chemischen Hochzeit, in den Raum der großen alchemistischen Transmutation. Schau noch einmal die Bilder an, die Dir in diesem Raum begegnet sind. Laß sie kurz noch einmal an Dir vorbeiziehen und höre noch einmal kurz die Antworten auf Deine Fragen. Verbinde Dich mit Gestalt und Gesicht von Meister (Meisterin) und spüre die Berührung Deines Herzens durch sie. Wirf noch einmal einen Blick auf das Amulett, das Geschenk, auf diese kleine Segensgabe.

***

Und wenn Du all dies eingeschlossen hast in Deinem Herz, damit Du es nicht wieder verlierst, dann komme langsam wieder zurück an diesen Ort, in diesen Raum, atme tief ein und aus. Wenn Du möchtest, streck Dich und reck Dich und öffne dann langsam wieder Deine äußeren Augen.

Lycopodium (I)

Die Reise zum Lehrer der Demut

Trance

Versuche, ganz hier anzukommen. Und geh ganz in Deinen Ein- und Ausatemstrom, ganz hier im Atem und atme aus, was Dich bedrückt und was Dich bedrängt. Und dann entspanne Dich, erst im Kopf: der wird ganz schwer, sinkt ganz tief in den Boden hinein. Die Stirn, die Augen, die Wangen, den Mund, alles loslassen, nichts mehr festhalten wollen, nichts mehr zusammenbeißen. Dann den Hals, ganz tief, ganz weit werden lassen. Die Schultern und der Brustkorb, weit werden, loslassen. Den Rücken und den Bauch, weit, schwer, gelöst. Dann atme in Dein Becken und lös all Deine Verspannungen mit Deinem Atem auf. Atme in Deinen Anus, in Deine Genitalien, ganz weit und ganz schwer werden lassen. Dann entspanne die Oberarme, die Unterarme und die Hände. Nichts mehr festhalten wollen. Die Füße, Knie, Unter- und Oberschenkel. Du bist jetzt ganz weit, ganz schwer und ganz präsent im Hier und im Jetzt. Und ich werde jetzt rückwärts zählen, von 5 bis 1, und bei jedem Schritt wird Deine Trance tiefer und tiefer werden.

5..., 4..., 3..., 2..., 1..., 0...

Hier und jetzt und bereit, auf die Reise zu gehen.

Und wenn Du heute Deine inneren Augen aufschlägst, erwachst Du auf einer wunderbaren moosigen Wiese im Wald, und das Grün im Wald umhüllt Dich und schließt Dich ganz ein. Und Du fühlst Dich kräftig und voller Mut für die jetzige, heute anstehende Reise.

***

Es ist die Reise zu einem alten, weisen Lehrer (oder einer alten, weisen Lehrerin), die Dir alles zeigen will, was Du brauchst, um wirklich von Herzen lieben zu können. Lieben zu können, ohne zu herrschen, ohne zu begehren, ohne haben zu müssen. Lieben können, aus der freudigen Bereitschaft zu geben, hinzugeben. Mach Dich nun auf den Weg, durchquere die Welt, bis Du an den Ort kommst, wo Du diesen Lehrer (diese Lehrerin) findest. Schau, durch welche Gegenden Du wandern mußt und in welche Gegend Du kommen wirst, bevor Du die Hütte, die Höhle, das Haus, die Burg oder das Schloß Deiner Lehrerin (Deines Lehrers) finden wirst. Und nun mach Dich auf und beeil Dich, denn Dein Lehrer (Deine Lehrerin) wartet auf Dich.

***

Und wenn Du an den Ort gekommen bist, wo Lehrer oder Lehrerin wohnen, klopf an oder klingel oder schlag den Gong und schau, wer Dir öffnet. Wer ist diese Lehrerin (dieser Lehrer), der Dich einweihen will in die reine, in die milde Liebe? Schau genau hin, ob Du den oder die kennst, real oder aus Mythen. Und frag: „Wer bist Du?“

Und dann grüße demütig, wie es sich gehört, wenn man einer so hohen Seele begegnet.

***

Und dann laß Dich von dem Lehrer (der Lehrerin) in sein Haus (ihr Haus) hineinführen. Und schau: Du kommst in einen großen Saal, und von diesem Saal gehen viele Türen ab, in die Du jetzt eintreten wirst. Und die erste Tür, in die Du hineingehst, ist die Tür des Hochmuts und der Niedertracht. Geh in diesen Raum hinein, und es wird Dir der Moment begegnen aus

Deinem Leben, wo Du am hochmütigsten warst und am niederträchtigsten. Wo Du am meisten nur an Dich gedacht hast, an Dein Bedürfnis, an Dein Wollen und so gar nicht an den Nächsten. Schau Dir diese Dinge an, die Du vollbracht hast und bleib bei dem Menschen, dem Du am meisten wehgetan hast, wo Du am hochmütigsten, am niederträchtigsten warst. Und schau Dir diese Tat genau an. Denn nur, indem wir unser Dunkel anschauen, können wir unser Licht erwecken. Geh rein in diesen Raum und schau schonungslos hin, was Du anderen mit Deiner Art, Dich zu überhöhen, schon angetan hast.

***

Laß all die Bilder dieser Tat noch einmal vor Deinem inneren Auge Revue passieren, und wenn Du alles gesehen hast, geh hin zu diesem Menschen, dem Du so weh getan hast und bitte ihn um Verzeihung und frage, wie Du diese Tat sühnen kannst. Gibt es etwas, wodurch Sühne möglich ist?

***

Und wenn Du gesühnt hast, trete heraus aus diesem ersten Raum und geh zur zweiten Tür, dem Raum der Feigheit. Geh hinein in diesen Raum und betrachte all das, wo Du in Deinem Leben feige warst; wo Du wußtest, was es zu tun gilt, wo Du aber vor Angst, vor Schmerz, oder vor Mißerfolg nicht der Stimme Deines Wesens gefolgt bist, sondern wo Du leichte, bequeme Wege gegangen bist; wo Klarheit und Mut angesagt gewesen wären. Geh hinein in diesen Raum und schau wieder schonungslos hin. Wen hast Du im Stich gelassen? Zu welchem Prinzip hast Du nicht gestanden, um Probleme zu vermeiden? Welche Arbeit hast Du nicht getan, um keine Konflikte zu bekommen? Schau hemmungslos, furchtlos, in die Fratze der Feigheit.

***

Und nun geh auch zu denen wieder, die gelitten haben unter Deiner Feigheit und entschuldige Dich. Entschuldige Dich von ganzem Herzen und gelobe ihm, mutiger zu werden. Geh hin und ent-schuldige Dich, lade Deine Schuld ab.

***

Und dann trete wieder aus diesem Raum heraus und nähere Dich dann der dritten Tür, der Tür des Trugbildes. Und wenn Du in diesen Raum hineinkommst, siehst Du zwei Spiegel. Schau zuerst in den rechten Spiegel und in diesem Spiegel siehst Du das Bild, wie Du sein möchtest. Laß dieses Bild, wie Du sein möchtest, entstehen. All die Größe, all die Macht, all die Ausstrahlung. Alles, was an Dir begehrenswert und bewundernswert ist, laß in diesem Bild entstehen. Und sei nicht zurückhaltend. Laß Dich entstehen in all Dein Wunderbarkeit, in all Dein Intelligenz, Schönheit, in all Deiner Potenz. Laß das Bild des Größten, Schönsten, Klügsten, Liebenswertesten, Wunderbarsten, Grandiosesten entstehen, was Du von Dir in Dir trägst und spare nicht, dieses Bild ganz und gar auszuschmücken.

***

Und dann dreh Dich um und schau in den anderen Spiegel und sieh das ganz andere. Siehe, was alles klein an Dir ist, schwach, dumm, impotent, verlogen, ängstlich. Schau Dir all das an, was Du nie sehen willst. Schau in die andere Seite des Spiegels und halte auch diese Seite aus. Halte auch diese Seite aus.

***

Und wenn Du Deine Kleinheit angeschaut und ausgehalten hast, trete auch aus diesem Raum heraus und geh jetzt in den vorletzten Raum, in den Raum der

Demut. Geh in diesen Raum hinein und schau die Situation in Deinem Leben an, wo Du wirklich ganz aus demütigem Herzen gehandelt hast. Wo es nicht um das Ich, sondern wirklich ganz um das Wir ging. Wo nur „Du darfst“ und nicht „Du mußt“ war. Schau Dir diese tiefen menschlichen Situationen in Deinem Leben an, oder auch die, wo Dir diese Demut von außen einmal begegnet ist und präge sie Dir ein.

***

Und wenn Du Dir das alles angeschaut hast, trete jetzt hinaus aus diesem Raum, um die letzte Station Deiner Reise anzutreten. Nämlich den Eintritt ins Heiligste, ins Sanctum. Und schau, über der Tür des letzten Raumes steht der große, wahre Spruch:

**Geliebt wirst Du einzig dort,
wo Du schwach Dich zeigen darfst,
ohne Stärke zu provozieren.**

Zieh Dir jetzt alle Kleider aus, bis Du ganz nackt vor dieser Tür stehst und leg alle alten Kleider ab. Denn neu wirst Du werden, in diesem letzten Raum. Der neue Adam oder die neue Eva. Leg alles Alte ab, den Hochmut und die Besserwisserei, den Haß und die Feigheit. Leg sie ab wie eine alte Jacke. Bis Du ganz nackt bist, wie ein Kind, das gerade geboren worden ist. Und spüre: die Lehrerin oder der Lehrer legen ihren Arm um Dich und führen Dich hinein in das Allerheiligste. Trete ein, in diesen großen schlichten hellen Raum, an dessen Wänden alle die Männer und Frauen sitzen, die diesen Weg schon gegangen sind. Viele mit aufrechtem Haupte, aber auch viele gebeugt von der Märtyrerkrone. Trete ein, nackt und neu. Und geh nun vor zu dem großen Altar, der hinten am Rande des Sanctums steht. Knie vor diesem Altar nieder, leg Dich ganz auf den Boden. Versuche ganz, Dein altes Ich aufzugeben und bitte. Bitte um die Kraft, neu zu beginnen, neu wirklich Liebende(r) zu werden. Und schau, dort kommt Deine Lehrerin oder Dein Lehrer und gibt Dir Deine neuen Kleider, die Du jetzt tragen kannst und die Dir gehören, seitdem Du durch diese letzte Tür gegangen bist. Und er hilft Dir, höflich und demütig, diese Kleider anzuziehen.

***

Schau, er beugt seinen Rücken vor Dir und kommt an Dein Ohr, um Dir die Botschaft zu überbringen, daß es jetzt gilt, mit diesem neuen Kleid in Deinem neuen Leben zu vollbringen. Wie kann Dein Weg zur Liebe und zur Demut sein? Höre auf die Worte des Lehrers und der Lehrerin. Was sagen sie Dir für diesen neuen Weg?

***

Bevor Du nun das Sanctum verläßt und hinaus ins Leben gehst, faß einen Vorsatz für heute. Bei wem, wo Du hochmütig, unehrlich, feige und böse warst, willst Du Dich heute entschuldigen, willst Du heute um Verzeihung bitten? Überleg es Dir und wenn Du es Dir überlegt hast, führe es aus heute. Setz heute ein Fanal dieses neuen Anfangs.

***

Und als letzte Aufgabe überleg Dir und führe es auch aus: wem willst Du heute die Füße waschen, als Zeichen Deiner Demut und Liebe?

***

Und wenn Du Dir dies vorgenommen hast, trete heraus aus dem Sanctum und geh hinaus in die neue Welt und leb das, was Dir heute begegnen durfte.

Gate gate, paragate, parasamgate, bodhisvaha
(Über den Fluß, über den Fluß, zur Erleuchtung, Halleluja)

Komm langsam zurück in diesen Raum, in diese Zeit, komm langsam zu Dir, nimm Stift und Papier und schreib auf, was Dir heute begegnet ist.

Lycopodium (II)

Die Begegnung mit dem verspotteten Kind und dem Helden

Meditation

Ich bitte Dich als erstes eine Haltung einzunehmen, die, soweit es irgend möglich ist, aufrecht ist. Wenn die Haltung bei der Trance ganz bequem sein sollte, so ist es doch schon wichtig bei der meditativen Übung, daß wir, so weit es irgend geht, in der Aufrechte sind. Die Jüngeren und Elastischeren können sich vielleicht sogar so hinsetzen, daß ihre Wirbelsäule, ohne sich anzulehnen, im Grunde aufrecht ist. Rückenkranke und alle über 40 dürfen sich anlehnen. Du versuchst auch, das Haupt soweit wie möglich aufrecht zu halten. Die Augen geschlossen, so daß sich von Deinem Kreuzbein / Steißbein bis hin zum obersten Scheitelpunkt, wenn möglich, eine gerade aufrechte Linie bildet.

Und dann schließe die Augen, die äußeren Augen. Öffne die inneren Augen, blicke in Deine inneren Räume und versuche in Dir den Punkt zu finden, den Teil zu finden, den Aspekt zu finden, der sich im Augenblick oder auch schon immer klein, minderwertig, ungeliebt und mißachtet fühlt. Den Teil von Dir, der im Augenblick vielleicht gerade geschäftlich versagt, der von seinem Partner, von seinen Eltern, von seinen Freunden nicht geachtet wird, den Teil, der immer Angst hat und der immer Angst hat, daß man seine Angst bemerkt. Ob Du Frau bist oder Mann, versuche Kontakt aufzunehmen mit Deinem kleinen verängstigten inneren Mann. Und wenn Du ein Bild von ihm bekommst: das Bild des Kindes, das Bild des inneren ängstlichen kleinen Mannes, dann stelle dieses Bild einen Meter vor Dich hin, so daß Du noch guten Kontakt zu diesem Teil von Dir hast. Und schau ihn an, aber versuche, selbst wenn Du Dich noch so oft über ihn ärgern mußtest, selbst wenn Du diesen Teil noch so sehr ablehnst - versuche diesen Teil in Liebe anzuschauen, als Teil von Dir.

***

Und dann laß um Dich und um diesen Anteil von Dir herum ein Licht entstehen, ein tiefes, grünes Licht. Umgib Dich mit diesem Licht und forme aus diesem Licht eine Pyramide, eine Pyramide, die Dich und diesen Anteil von Dir umschließt. Sie umhüllt Dich völlig, schließt Dich im Augenblick ab von Deiner Umwelt und innerlich sprich mir die Worte nach: „Ich sitze unter einer Pyramide aus grünem Licht und dieses Licht ist imprägniert mit den Qualitäten von *Mut* und *Demut*. Und dann imaginiere Dir, wie diese Pyramide Dich nicht nur umschließt, sondern wie sie mit ihrem strahlenden Licht den ganzen Innenraum der Pyramide ausfüllt; wie dieses Licht nicht nur an den Grenzen Deines Leibes halt macht, sondern in Dich eindringt, Dich ganz ausfüllt mit diesen Qualitäten des *Mutes* und der *Demut*, und wie gerade an den Stellen Deines Körpers, wo Du Deinen kleinen Mann, Deine große Angst, Deine große Unsicherheit immer so stark fühlst, sich dieses Licht sammelt, ballt und diese kleinen Gefühle zärtlich umhüllt und auflöst. Laß Dich und Deinen kleinen Mann ganz eintauchen in dieses Licht.

***

Und dann, beim nächsten Atemzug, atme Deinen kleinen Mann ganz an Dich heran. Nimm ihn in Deinen Arm, oder, wenn er klein genug ist, setze ihn auf Deinen Schoß und halte ihn ganz fest, so daß er sich in Deinem

Arm oder auf Deinem Schoß ganz sicher fühlen kann, so sicher, wie er es sich schon immer gewünscht hat. Und dann denke beim Einatmen, fühle es, sauge es mit dem Atem aus dem Inhalt der Pyramide in Dich hinein, in Dich und Deinen kleinen Mann: das Wort und die Qualität *Mut*. Und wenn Du das tut, achte darauf, daß beim Einatmen ein Aufrichteimpuls durch Deinen Leib geht, daß der *Mut*, der Dich füllt, Dir die Brust leicht sich wölben läßt, daß die Schultern sich aufrichten und daß Du in eine Haltung kommst, wo Du der Welt Deinen *Mut* zeigst. Und beim Ausatmen geh in eine leichte Verneigung, werde jetzt wieder etwas kleiner und atme in die Welt hinaus, denke in die Welt hinaus: *Demut*. Beim Einatmen wieder in den *Mut*, den *Mut* ganz in Dich hineinholen und beim Ausatmen: *Demut*.

Mut - *Demut* - *Mut* (und aufrichten) - *Demut* (und in die leichte Verbeugung und Öffnung zur Welt hinein)...

Und bleibe einige Atemzüge bei diesen Worten, bei diesen Qualitäten. Nimm sie in Dich hinein und präge sie ein in jede Zelle Deines Leibes.

***

Und laß diese Worte in Deinen Zellen weiterklingen. Nimm sie auf, wann immer Du sie brauchst, und geh noch einmal mit Deinem Gefühl ganz zu Deinem kleinen Mann. Nimm ihn noch einmal ganz in Dein Herz und laß ihn dort nicht mehr raus, und gib ihm innerlich das Versprechen, ab heute Dich in Liebe und Hingabe um ihn zu kümmern. Denn der einzige Mensch, der ihm die Angst nehmen kann, im Leben zu versagen und zu klein für dieses Leben zu sein, bist Du selbst.

Atme noch einmal tief den *Mut* ein und die *Demut* aus, den kleinen Mann ganz ins Herz in Liebe. Spüre noch einmal die Kraft des Grüns, die Hildegard die Lebenskraft an sich nennt, die Grünkraft. Und mit dieser Empfindung, mit diesen Worten, mit diesen Qualitäten, mit dem angenommenen kleinen Mann, tu einen tiefen Atemzug, öffne Deine äußeren Augen und komme wieder zurück.

Trance

Diesmal gibt es keine Vorgabe für die Haltung, sondern Du nimmst eine Haltung ein, die Dir so bequem wie möglich vorkommt und in der Du jetzt eine halbe Stunde bequem sitzen kannst. Schließe wiederum Deine Augen und versuche Deinen Körper, so weit es in dieser Haltung möglich ist, loszulassen, jedes bewußte Festhalten und jedes bewußte Kontrollieren aufzugeben. Versuche, Dich meinen Worten anzuvertrauen und vielleicht mit Achtsamkeit diesen Worten durch Deinen Leib zu folgen. Geh als erstes in Deinen Kopf, in Dein Haupt und schau: Wo ist hier noch etwas fest, wo halte ich hier noch etwas fest? Und wenn Du etwas findest, laß es los. Gib es hinein in die Ausatmung, die tief und lösend aus Dir herausgeht und öffne in der Einatmung Deine inneren Räume. Die Kopfhaut ganz loslassen, die Stirn. Es muß nichts mehr gedacht werden, über nichts mehr nachgedacht. Die Augen, die äußeren Augen geschlossen, die Lider locker, die Wangen, der Unterkiefer, die Zunge. Laß als nächstes den Nacken los. Ganz loslassen den Nacken, die Schultern, die Arme, die Hände. Nichts muß mehr festgehalten werden, Du mußt Dich gegen nichts mehr wehren. Geh nun durch Deinen Rücken hindurch und laß auch hier los. Lehne Dich an, bequem an Deinen Stuhl oder an die Erde und versuche vielleicht förmlich in diesen Stuhl hineinzufließen, Dich halten zu lassen. Laß Deinen Brustkorb los, den Bauch, das Becken. Anus und Genitalien ganz weit und ganz entspannt, so daß der Atem durch Dich hindurchfließen kann. Die Beine, die Knie, die Unterschenkel, die Füße.

Und wenn Du, soweit es die Situation zuläßt, entspannt bist, dann öffne langsam Deine inneren Augen. Und suche mit Deinen Augen, mit Deiner Erinnerung, einen Zeitpunkt auf, eine Gelegenheit auf, wo Du Dich, wahrscheinlich als Kind, ganz klein, ganz jämmerlich, ganz alleingelassen, ganz in Deiner Unvollständigkeit ertappt gefühlt hast und suche diese Situation auf und schau sie Dir an. Erst einmal ganz neutral, einfach nur anschauen und wahrnehmen. Und wenn es nicht nur eine Situation ist, sondern zwei, drei, dann laß sie ganz langsam, nach und nach, vor Deinem inneren Auge vorbeiziehen. Schau und erinnere Dich.

***

Du wolltest vielleicht etwas ganz besonderes tun; Du wolltest, daß Deine Eltern ganz besonders stolz auf Dich sind, und dann hat es nicht geklappt und Du warst verletzt. Vielleicht bist Du verspottet worden. Schau, ob ein solches Erlebnis in Deinem inneren Bildersammelwerk vorhanden ist und wenn ja, betrachte es.

***

Und achte besonders darauf, wie damals das Verhalten von Mutter und Vater war. Von wem hast Du Dich besonders verraten oder auch besonders unterstützt gefühlt. Laß auch diese Bilder erscheinen und betrachte sie.

***

Und wenn Du das Gefühl hast, es müsse noch ein Erlebnis dahinter liegen, zeitlich davor, das in meinem Leben eine Reaktionsform herausgebildet hat, die geprägt ist von der Angst, daß es mir wieder passiert und die mich ständig zwingt, diese Schwäche zu verbergen, sie zu kompensieren, eine Maske der Stärke zu bilden, dann geh noch einen Schritt zurück.

***

Und wenn Du diese Geschehnisse in Ruhe betrachtet hast, dann geh selbst mit Deiner heutigen Persönlichkeit in dieses Bild hinein. Geh zu diesem Kind, wenn Du es gefunden hast und tröste es. Nimm es in den Arm und versprich ihm, daß Du mit ihm einen Ausflug machen willst an einen Platz, wo es vielleicht etwas findet, was ihm helfen kann, seinem Leben doch noch eine andere Wendung zu geben. Behandle dieses Kind wie wenn es ein reales Kind von Dir wäre, denn das ist es. Nimm es an die Hand, sag zu ihm Worte des Vertrauens und geh los, denn wir wollen jemanden besuchen mit diesem Kind, nämlich Deinen inneren Helden; den, der in Dir die Kraft, den Mut, die Unbesiegbarkeit und den Stolz verkörpert. Nimm Dein ängstliches Kind an die Hand und mach Dich auf, diesen Deinen inneren Helden zu suchen. Schau, wo ist er in Dir? Hier kann ich Dich nicht mehr führen. Hat er seine Burg auf einem hohen Berg gebaut oder lebt er in einer Höhle in irgendeiner Steppe oder Savanne? Ist er Mönch oder Kriegsherr? Lebt er in dieser oder in einer anderen Zeit? Es gibt für Dich keine Zeit und keine Entfernung. Wo Du hinwillst, bist Du im nächsten Moment. Also geh los, laß die Bilder entstehen und bringe Dein ängstliches Kind zu Deinem Helden.

***

Und wenn Du diesen Helden aufgesucht hast, wenn Du ihn wiedererkannt hast oder vielleicht erstmalig in Deinem Leben entdeckt hast, dann mach Dich mit ihm bekannt, Dich und Dein Kind. Frage ihn alles, was Du ihn fragen wolltest und bitte ihn um alles, was Du von ihm haben möchtest. Denn er kann, wenn Du willst, zu einer bestimmenden und siegreichen Kraft in Deinem Leben werden.

***

Vielleicht hat dieser Held schon oft versucht, Kontakt mit Dir aufzunehmen, aber Du warst taub für seine Worte. Vielleicht hast Du Dich sogar für ihn geschämt, weil Du immer so friedlich und nett sein wolltest und mit seiner Kraft nichts zu tun haben wolltest. Aber wenn schon nicht Du, so braucht ihn doch Dein inneres Kind unendlich und notwendig. Und wenn sich Kind und Held bekannt gemacht haben, vielleicht sogar schon in dieser ersten Begegnung angefreundet haben, dann laß den Helden das Kind an die Hand nehmen und stelle Dir Held und Kind vor Dir stehend vor. Beide stehen sie vor Dir, das innere ängstliche, vielleicht mißachtete Kind und der Held, mutig und strahlend und beide halten sich an der Hand. Und schau sie an, beide, in Liebe, und neige ein klein wenig das Haupt vor ihnen und sprich, wenn Du möchtest, an sie gewandt mir einfach folgende Worte nach: „Mein Kind, mein Held. Ich bin glücklich, euch endlich in mir entdeckt zu haben und ich möchte euch nie wieder vergessen. Ich gebe euch beiden die Ehre. Laßt uns von nun an gemeinsam dieses Leben gestalten, in Einheit."

Und dann beim Einatmen, mit einem oder mehreren Atemzügen, nimm jetzt diese beiden Anteile Deiner Ganzheit in Dein Herz. Inkorporiere das Kind, inkorporiere den Helden. Nimm beide Anteile ganz tief in Dich hinein. Deine größte Schwäche und Deine größte Stärke. Und spüre wie sie nicht Schwäche und Stärke bleiben, sondern wie durch das in Liebe hineinnehmen aus beiden eine neue Qualität wird, eine Synthese des

Alten zu einem Neuen. Und spüre dieses Neue in Dir, als Gefühl, als Bild, als Wort, als Ton.

***

Und nimm Dich wahr in diesem Neuen, in dieser neuen Ganzheit. Und wer möchte, kann mir noch einen Schritt weiter folgen. Stell Dir nun Deinen Vater vor. Und stell Dir besonders die Aspekte in ihm vor, die Du abgelehnt hast, weil sie schwach an ihm waren, weil sie unheldisch waren, weil sie widersprüchlich waren, unklar, unehrenhaft. Stell Dir Deinen Vater vor, versuche aber besonders zu den Teilen seiner Seele, seines Wesens, auch Kontakt zu bekommen, für die Du Dich vielleicht oft geschämt hast, die Du an ihm verachtet hast, die Du gerne ganz anders gehabt hättest. Aber geh nicht, wie vielleicht bisher, in diese Gefühle voll hinein, sondern nimm nur wahr: Ja, das ist und war er auch. Versuche jetzt eher Kontakt zu bekommen mit dem Urbedürfnis eines jeden Kindes, eines jeden Menschen, nämlich seine Eltern zu lieben, egal wie sie sind, wie sie waren und was sie getan haben. Und zu diesem Gefühl, betreffend Deinen Vater, versuche Kontakt aufzunehmen. Und wenn Du bereit bist, folge mir noch ein Stück weiter. Schau Deinem Vater ins Gesicht, in seine Augen, ganz tief. Wann hast Du es vielleicht das letzte Mal getan - oder wenn er nicht mehr auf dieser Welt ist - wann konntest Du es tun? Jetzt hast Du die Gelegenheit dazu. Schau ihm in seine Augen in Liebe und dann verneige Dich vor ihm innerlich, so tief wie Du es willst, so tief wie es das Bedürfnis nach kindlicher Hingabe dem geliebten Vater gegenüber zuläßt. Und sprich mir nach:

„Lieber Vati (Vater, Papa): ich gebe Dir die Ehre. Du bist mein Vater, ich bin Dein Sohn (Deine Tochter) und ich will Dich hier und jetzt und in Zukunft annehmen wie Du bist, ganz und gar, in Liebe. Ich will Dich annehmen in all Deiner Schwäche und in all Deiner Stärke, mit allem, was an Dir schön und was an Dir häßlich ist, denn Du bist ich. Und ich bitte Dich, Vater (Papa, Papi): segne mich und sei freundlich zu mir."

Und dann richte Dich wieder etwas auf, so daß Du Deinem Vater wieder in die Augen blicken kannst und nimm auch ihn jetzt ganz in Dein Herz, ganz tief, mit Liebe in Dein Herz.

***

Und wenn Deine Kraft, Deine imaginative Kraft und Deine seelische Kraft noch ausreichen, dann folge mir noch in eine kleine Abschiedsübung. Imaginiere Dir, Du bist Dein Vater, Dein lebender oder Dein schon gegangener Vater. Du bist es. Imaginiere Dich in seinen Leib und imaginiere Dich in seine Seele. Stell Dir vor, Du bist Dein Vater. Und wenn Dir diese Imagination gelungen ist, stell Dir vor, Du, das Kind, steht vor seinem Vater, so wie Du jetzt bist, in dem Alter, aber trotzdem das Kind. Und dann sprich mit der Stimme des Vaters: „Mein liebes Kind, mein lieber (meine liebe) (*) (und sage Deinen Namen in der Weise wie der Vater ihn gesagt hat), auch ich gebe Dir die Ehre. Ich gebe Dir meine Liebe und ich gebe Dir meinen Segen. Und ich möchte Dir jetzt all das sagen, was in meinem Herzen schon immer war, was ich Dir schon immer sagen wollte."

Und nun sage mit den Worten des Vaters Dir als Kind all das, was Du Dir immer erhofft hast, daß Dein Vater es Dir sagt, auch wenn Du es ganz unmöglich erachtest, daß er es Dir je gesagt hätte und sagen wird. Unmöglich ist kein Wort, das zur Liebe paßt. Schenke Dir nun diese

Vaterworte, auf die Du vielleicht schon so lange, ein ganzes Leben gewartet hast und gib sie Dir.

***

Und wenn Dein Vater Dir all das gesagt hat, auf das Du schon so lange gewartet hast, dann imaginiere, wie er seine Hände auf Deinen Kopf legt und wie er Dir den Segen gibt. Und dann richte Deines Vaters Auge in das Auge Deines Kindes. Nimm es ganz in Dein Herz, ganz tief hinein und gib ihm mit Deinem Herz das Versprechen, es nun nie wieder loszulassen und bleibe bei diesem Gefühl. Spüre als Vater die Liebe zum Kind und spüre nun Deine Liebe zum Vater, so wie er ist und wie er war, ganz und gar.

Und spüre, wenn Du irgendwann ausgestiegen bist, noch einmal nach: Wo war es und was hat Dich dazu bewogen, auszusteigen? Und nimm diesen Punkt nur wahr.

Mit dem Gefühl dieser Versöhnung, mit dem Gefühl dieser Annahme und Integration auf vielen Ebenen komme nun langsam zurück, atme tief ein, atme tief durch und komme an.

Medorrhinum

Das Erlebnis der eigenen Zeugung

Meditation

Ich möchte Dich bitten, Dich so weit wie es geht aufrecht hinzusetzen. (Alle die, die von medorrhinischer Nacht zu erschöpft sind, dürfen sich auch anlehnen.) Und versuche bitte, so weit es geht, in die Aufrechte zu gelangen, Deine Füße vor Dir mit ganzer Sohle auf den Fußboden zu bringen. Wenn Du eine zu enge Hose anhast, wenigstens den ersten Hosenknopf zu öffnen. Die Arme, wenn möglich, in den Schoß zu legen, und wenn Du diese Haltung, soweit es Dir möglich ist, eingenommen hast, dann imaginiere, wie aus Deinen Füßen Wurzeln wachsen, Wurzeln in den Boden hinein, in diese Erde, in dieses Dunkle, Warme, Mütterliche. Diese Wurzeln wachsen aus Deinen Füßen hinaus und hinein in die Erde, und Du bist verwurzelt in dieser Erde, in diesem Mütterlichen und Du wirst gehalten. Und gleichzeitig wachsen Wurzeln aus Deinem Scheitel heraus in den Himmel, verankern sich im Himmel, in den Sonnenstrahlen, in der Sonne, im Väterlichen, und so, wie Dich das Mütterliche festhält, verankert, so zieht Dich diese väterliche Sonne nach oben, richtet Dich auf und Du spürst wie von selbst, wie der Leib zwischen diesen beiden Dir geschaffenen Energien, aufgespannt wird, Vater und Mutter, Erde und Himmel.

Und wenn Du diese Aufrechte erreicht hast, dann stelle Dir vor, Dich umgibt eine Pyramide aus Licht, aus warmem, weichen, orangefarbenen Licht. Um Dich herum entsteht eine Pyramide aus Dich wärmenden,

Dich einhüllenden, Dich belebenden orangenen Licht und Du sitzt in der Mitte dieser Pyramide. Und dieses Licht, es umgibt Dich nicht nur, sondern es dringt in das Innere der Pyramide ein, es füllt das Innere der Pyramide aus, es bestrahlt Dich und es bleibt auch nicht stehen an Deinen Hautgrenzen, sondern dieses Licht dringt in Deinen Leib ein und verteilt sich in Deinem Leib, füllt Deinen Leib aus und bringt seine Wärme, seine Liebe, seine Hingabe, in jede Zelle Deines Leibes, so daß Du selbst anfängst, von diesem Licht zu strahlen wie eine frische, überdimensionale Orange. [Verlangen nach Orangen dreiwertig.] Und dieses Licht konzentriert sich in Deinem Leib, der jetzt ganz strahlt von diesem Licht, noch einmal besonders in Deinem Herzen. Dein Herz wird besonders erfüllt, ergriffen, durchstrahlt von diesem orangenen Licht und Du spürst dieses Herz, diesen Rhythmus, dieses Licht, diese Liebe. Und wenn Du dieses Licht in Deinem Herzen imaginiert hast, dann laß ein zweites Zentrum dieses Lichts in Deinem Leib entstehen. Laß dieses Licht sich ebenfalls in Deinen Genitalien konzentrieren. Stellt Dir vor, wie Deine Genitalien, Deine Vagina, Dein Penis, Dein Hoden, erstrahlt von diesem Licht; wie das Licht eindringt bis in die Gebärmutter und wärmend, heilend, die Eierstöcke umfaßt; wie Herz und Genitale erstrahlen in diesem orangenen, hingebenden, liebenden Licht. Und spüre und imaginiere diese beiden Zentren Deines Leibes. Und habe keine Angst vor diesem Licht. Versuche nicht, dieses Licht zu unterdrücken, sondern laß es einfach leuchten.

***

Und dann schaffe eine Verbindung, einen Strahl, eine Straße, einen Pfad aus diesem Licht zwischen Deinem leuchtenden Genital und Deinem leuchtenden Herzen. Laß diese beiden Organe Deiner Liebe in Kontakt miteinander treten, so daß nicht eines Dich alleine beherrscht, sondern beide Zentren Deinem Wege dienen können. Verbinde diese beiden Zentren miteinander. Und wenn es Dir noch nicht zu viel ist, versuche zu imaginieren, wie Du bei der Einatmung das Licht durch das Genital hindurch über die Verbindung in Dein Herz hineinatmest. Wie die Kraft des Genitals das Licht Deines Herzens aufglühen lassen kann, und wie Du bei der Ausatmung die Liebe Deines Herzens über das Licht in Dein Genital hineinatmen kannst. Wie Deine Genitalien mit ihrer Kraft Dein Herz nähren, und wie Dein Herz Deine Genitalien mit seiner Liebe umhüllt. Einatmen - Ausatmen. Einatmen - Ausatmen.

***

Spüre diese Verbindung, spüre dieses sich gegenseitig Nähren, Lieben, Harmonisieren. Spüre diese beiden großen Zentren unserer Lebendigkeit, die uns so unendlich durcheinander bringen können, wenn sie voneinander getrennt, die uns aber frei und mächtig machen, wenn wir sie miteinander verbunden haben. Laß das Licht weiterleuchten, nimm dieses Erlebnis der Verbindung mit hinein in jede Zelle und komme dann langsam wieder zurück. Zurück in diesen Raum, in diese Zeit. Atme tief ein, räkle Dich und schlage langsam die inneren Augen wieder zu, um die äußeren zu öffnen.

Trance

Ich bitte Dich, Dich in - ja, ich wollte schon sagen Zeugungsstellung - zu begeben: Wir werden es erst einmal mit einer gemütlichen Trancestellung bewenden lassen, also so bequem wie möglich - auch daran sollten wir bei der Zeugung immer denken. Die Rückbank unseres Mini-Coopers ist nicht unbedingt ein ideales Zeugungsmilieu. Also Platz, Zeit, Sicherheit und den Raum, um uns in diese Zeugung hinein hinzugeben - den sollten wir uns jetzt, soweit es möglich ist, nehmen. Und bei der Trance ist eben im Gegensatz zur medititativen Übung nicht die Haltung das ausschlaggebende, sondern Du nimmst die Haltung an, die für Dich ein optimales Maß an Entspanntheit darstellt.

Komm wieder an in diesem Raum, schließe Deine äußeren Augen und nimm Platz, Platz in diesem Raum, Platz auf diesem Boden, Platz in dieser Zeit. Und versuche, wenn es Dir möglich ist, Dich von den Worten, die Du jetzt hörst, berühren zu lassen und versuche, ruhig und ununterbrochen zu atmen, weil wir ja alle wissen: das wichtigste bei jeder Zeugung ist „immer weiteratmen". Versuche, Deinen Atem tief in Dich hineindringen zu lassen, versuche, diesen Atem Platz nehmen zu lassen in Deinem Leib, Dich ganz in diesen nicht endenden Ein- und Ausatemstrom hineinfallen zu lassen. Und wenn es langsam anfängt zu atmen, dann geh noch einmal, von meinen Worten geführt, durch Deinen Leib. Spüre in Dein Haupt, spüre in Deinen Kopf und laß diesen Kopf, der sonst immer so viel denken muß, sich soviel konzentrieren muß, so weit es irgend geht, los. Leg den Kopf ab, wie man immer so schön sagt. Weil mit dem Kopf können wir nicht zeugen, jedenfalls keine Gefäße der Liebe. Laß den Kopf hängen, laß ihn nach hinten oder nach vorne fallen, laß ihn den Platz suchen, der jetzt für diesen Kopf gut ist. Und gib Entspannung hinein in Deine Kopfhaut, Entspannung hinein in Deine Ohren, Entspannung hinein in Deine Stirn, in Deine Nase, in Deine Augen. Entspanne ganz stark Deine Lider, einfach loslassen. Du mußt im Augenblick jetzt nichts sehen, sondern wenn Du siehst, dann nur mit den inneren Augen. Laß auch Deinen Kiefer los, die Zähne müssen nichts mehr beißen, Du mußt Dich nicht mehr verteidigen. Laß einfach los, ganz los. Und dann laß den Hals los. Gib Entspannung in den Hals hinein. Suche auch für den Hals eine Stellung, in der er entspannt sein kann, einfach hängen kann, laß ihn ganz los. Und dann laß Deine Schultern los, die Arme, die Hände, die nichts mehr festhalten müssen. Leg sie so ab, daß sie ganz ohne Kraft liegen können, und wenn es Dir möglich ist, öffne sogar die Hände als Geste des Empfangens. Und dann laß Deine Wirbelsäule los, Wirbel für Wirbel. Leg sie so ab, laß sie so ruhen, daß sie entspannt ist, wie den Brustkorb, den Bauch, Gesäß, Becken und Genitalien. Werde ganz weich, ganz warm, ganz entspannt, besonders in Deinen Genitalien. Und versuche sie so weit zu öffnen, sie so weit loszulassen, daß der Atemstrom durch die Genitalien hinaustreten kann. Versuche, ganz weit in den Genitalien zu werden, weit und warm und atme alle Angst aus ihnen hinaus. Die Angst von Jahren, vielleicht von Jahrzehnten, die Angst, die uns so krank machen kann und so knechten kann und so abschneiden kann von unserer ganzen Kraft und Lebendigkeit und Liebe. Atme sie einfach aus den Genitalien hinaus. Und dann geh weiter mit Deiner Entspanntheit durch die Oberschenkel, durch die Knie, durch die Unterschenkel in Deine Füße hinein. Und laß los.

Und wenn Du heute Deine inneren Augen aufschlägst, um mir in den Garten der Geister, den Garten der inneren Bilder zu folgen, dann stelle Dir vor und imaginiere dies: Du bist ausschließlich seelische Substanz, Seele. Und Dein Leib, der diese Seele umgibt, ist ausschließlich Dein Sternenkleid, der Leib, wenn man ihn so nennen will, den Du in der geistigen Welt trägst. Du bist Seele. Schau Dir diese Seele an, was siehst Du von ihr? Ist sie nur ein Funken Licht? Ist sie nur ein Duft? Ist sie ein kleiner Engel? Was ist das Bild in Deinem Garten der Geister, das Du von dieser Seele hast, dieser Seele vor ihrer Inkarnation in ihren Erdenkörper? Laß das Bild dieser erdenkörperlosen Seele vor Deinem inneren imaginativen Auge erscheinen. Wo befindet sich diese Seele gerade auf ihrem Weg in diese Welt, auf ihrem Weg zu den Eltern, mit denen sie sich einst vor langer Zeit verabredet hat, Körper zu bekommen, Gefäß zu bekommen?

***

Und dann tauche mit Deiner Seele immer tiefer in diese Welt ein, tauche mit Deiner Seele in diese Welt ein und flieg zu einem Ort, den Du für den schönsten Ort hältst, um gezeugt zu werden. Imaginiere Dir einen Ort in einem Land zu einer Zeit, der nach Deiner Vorstellung die optimalsten Bedingungen bietet zur Liebesvereinigung der Menschen, die Du Dir ausgesucht hast, um von ihnen einen Körper geschenkt zu bekommen. Ist es ein hawaiianischer Strand oder ein Hochplateau in Tibet, eine Kleingartenlaube in Zehlendorf oder ein Penthouse in New York? Du hast heute die

Möglichkeit, Dir Deinen Zeugungsort zu imaginieren, das Elementale Deiner Zeugung in Dir zu schaffen.

***

Und wenn Du diesen Zeugungsort imaginiert hast, wenn Du den Ort Deines Menschwerdens vor Deinem inneren Auge in Deinem Garten der Geister hast entstehen lassen, dann imaginiere Dir Deine leiblichen Eltern. Sind es Deine realen Eltern oder willst Du Dir Alexis Sorbas zum Vater und Mata Hari zur Mutter machen? Du hast heute die Möglichkeit, Dir Deine Eltern zu schaffen oder Deine realen Eltern so zu schaffen, die Begegnung so zu vollziehen, wie Du es aus der Tiefe Deiner Seele brauchst, wünschst, nötig hast. Laß sie entstehen an diesem Ort und laß sie sich begegnen, so wie es für beide und auch für Dich am optimalsten ist. Spüre in sie hinein, in den Vater und in die Mutter, spüre ihre Wünsche, spüre ihre Bedürfnisse und laß diese Begegnung so werden, daß sie alles heilen kann, was es zu heilen gibt. Wie begegnen sie sich, wie gehen sie miteinander um? Gib Ehre und Würde in diese Begegnung, Begehren und Respekt, Hingabe und Vertrauen, Lust und bedingungslose Liebe. Laß sie, wenn es gut für Dich ist, miteinander tanzen, laß sie miteinander singen, wunderbare Speisen zu sich nehmen. Laß sie so glücklich sein, wie zwei Menschen nur glücklich sein können, wenn sie eine Seele einladen, Leib zu werden. Und spüre diese beiden Wesen in Dir. Spüre im Grunde alle drei Wesen in Dir, die an diesem Schöpfungsakt beteiligt sind. Nimm sie an die Hand und führe sie zusammen. Gib ihnen Mut und Vertrauen, weil Du weißt, wie wichtig es ist, wirklich schön gezeugt zu werden.

***

Und dann laß die Begegnung Deiner Eltern enger werden, laß sie sich berühren, laß sie sich streicheln, laß sie sich liebkosen, so wie Du es Dir immer gewünscht hast und wie auch sie es sich immer gewünscht haben, aber in einer Harmonie und einer Hingabe, die einfach Raum gibt für das, was da geschehen soll und spüre, wie Du wie in einem wunderbaren Sog durch diesen Beginn dieser Liebesbegegnung in ihre Seelen hineingezogen wirst. Wie Du in dieser Begegnung eintauchst in diese beiden Menschen, wie Du Ausdruck wirst ihrer Einheit, ihrer Liebe. Nimm sie an die Hand und führe sie jetzt immer mehr hinein in ihre Lust. Hilf ihnen, die Strukturen abzulegen, die sie hindern, sich wirklich hingebend zu begegnen und habe Mut, die Bilder entstehen zu lassen, aus deren Lust und Hingabe Dein Leib entstehen soll. Laß Deine Eltern einer wunderbaren Liebe begegnen, erleben. Imaginiere die Lust und die Ekstase, die Deine Zeugung ausmachen sollte.

***

Und dann erlebe, wie die Energien Deiner Eltern sich immer mehr steigen, wie die Verschmelzung immer stärker, immer totaler wird und sich dann im Höhepunkt einer Vereinigung zwischen diesen beiden, aber auch zwischen diesen beiden und Dir und der Welt, vervollkommnet. Zeuge Dich jetzt.

***

Und dann fliege hinein, atme Dich hinein, in das, was da entstanden ist, physisch und energetisch. Dieses Gefäß aus Liebe, Vertrauen, Ekstase und Hingabe, aus Freundschaft und Hoffnung: Dein Leib und spüre Dich in diese entstehende Zelle hinein, erlebe Dich, Dich einnistend in den Schoß Deiner Mutter. Und imaginiere Dir ihr Gefühl, Dich ganz und gar, ohne jedes Wenn und

Aber angenommen zu haben. Du mußt nichts für dieses Annehmen tun, Du mußt nichts für dieses Annehmen leisten. Der einzige Grund, der ausreicht, daß Du ein Recht hast, angenommen und geliebt zu werden, ist der, daß es Dich gibt. Und versuche das Gefühl dieser Annahme und dieser Liebe in Dir Platz nehmen zu lassen. Gezeugt, geliebt und angenommen.

***

Mit diesem Gefühl komme langsam wieder zurück in diesen Raum und in diese Zeit. Behalte dieses Gefühl und begib Dich jetzt für die nächsten 9 Monate in eine wunderbare Schwangerschaft. Komm langsam wieder zurück, räkle Dich, spüre in Dich hinein und öffne wieder Deine äußeren Augen.

Mercurius (I)

Die Reise in eine Welt der Zerstörung

Trance

[Trance-Vorbereitung aus anderer Trance verwenden]

Und wenn Du dann Deine inneren Augen aufschlägst, befindest Du Dich in einer Welt des Schattens, einer Welt, über die eine gigantische Katastrophe hinübergezogen ist, und Du bist eine(r) der letzten, die noch leben. Du bist ganz allein und hast alle verloren, alle, die Dir lieb und teuer waren. Wie erlebst Du diese untergegangene Welt? Schau Dich um und spüre. Wie berührt sie Dich? Wo bist Du hingelangt?

***

Und dann mach Dich auf und suche ihn oder sie. Ihn oder sie, die Dich lehren kann, in dieser Welt weiter zu leben und zu überleben, Deinen Mercurius (Deine Mercuria). Suche, wo findest Du dieses Wesen, das Dir Rüstung und Waffe, Wissen und Mut geben kann, um Dich in diesem Schattenreich zurechtzufinden: Was wichtig für Dich ist, denn Du mußt es durchwandern, wenn Du das Land der neuen Sonne in der Ferne erreichen willst. Wandere nun los und suche Deinen mercuriellen Lehrer und Helfer.

***

Suche ihn und schau, wo er lebt. Hat er sein Quartier in einer Ruine oder in einem Bunker, oder in den Resten eines verbrannten Waldes? Suche ihn, denn ohne ihn wirst Du Deinen Weg durch diese Welt nicht gehen können.

***

Und wenn Du ihn (sie) gefunden hast, laß Dich unterweisen, was man wissen muß für diesen Weg durch das Land des Todes, durch das Land der Schatten. Laß Dir Kleidung geben, Rüstung und auch Waffen, denn viel kann Dir begegnen in diesem Schattenland, selbst wenn so vieles völlig zerstört ist.

***

Wenn Du alles empfangen hast, ist die Zeit zum Abschied gekommen, denn diese Reise durch dieses Reich kannst Du nur alleine tun. Laß Dir noch Glück und Segen geben zum Abschied von diesem Deinem mercuriellen Freund oder Lehrer und dann geh los. Geh los und versuche, dieses Land der Dunkelheit und der Schatten und des Todes zu durchqueren, in der Hoffnung, danach in ein Land der Sonne zu kommen, von dem Du aber noch überhaupt nichts siehst.

***

Immer unwirklicher wird das Land um Dich; verbrannte Erde, Tote und Erschlagene, Elend und Grauen. Aber schreite weiter. Wenn die Nacht am tiefsten ist, ist vielleicht das Licht schon wieder ganz nah. Und schau, dort ist eine Schlucht, eine tiefe Schlucht, in die mußt Du hinein. Dort ist der Weg. Aber Du weißt, in dieser Schlucht kann Dir noch einmal das Grauen begegnen, dieses Grauen, das tief in Dir sitzt und an Dir nagt. Aber vergiss nicht, sei aufrecht und schau voran und spüre Waffe und Rüstung, die Dir Dein mercurialer Lehrer gegeben hat. Schreite voran, um dem zu begegnen und mit dem zu kämpfen, was in dieser Schlucht auf Dich wartet.

***

Und wenn es zu dieser Begegnung kommt, sei tapfer. Sei tapfer und kämpfe. Mach Dir den Weg frei, durch den Schrecken hindurch zum Land der Sonne. Aber diesen Kampf mußt Du noch überstehen, dieses innere Dunkel noch besiegen. Und fühle Deine Kraft und fühle, was Du gelernt hast und damit schreite voran.

***

Und wenn Du dieses Grauen besiegt hast oder anders mit ihm umgehen konntest, dann schreite weiter voran und am Ende der Schlucht siehst Du schon die Strahlen einer wunderbaren Sonne, und Du siehst einen hellen Strand und ein wunderbares kristallklares warmes Meer. Leg nun Rüstung und Waffen ab und geh in dieses Meer hinein und schwimme und freue Dich der neuen Qualität Deines Daseins, nachdem Du durch diese Welt der Dunkelheit und des Todes hindurchgegangen bist. Erfrische Dich und tu Dir gut in diesem Wasser. Und wenn Du genug geschwommen bist, leg Dich mit Deinem feuchten Körper in diesen weißen Sand und laß Dich von der Sonne liebkosen. Und denk daran, immer wenn es darum geht, dem inneren Monster zu begegnen und dem inneren Drachen, dem inneren Mongolen, dann ruf ihn, den, der Dich durch dieses Reich führt, den, der Dich lehrt. Ruf ihn ganz leise: „Mercurius...“.

Ich erwarte nichts, ich fürchte nichts, ich bin frei.

(Inschrift auf dem Grabstein von Nikos Kazantzakis an der Stadtmauer von Heraklion)

Und nun trenn Dich von diesem Strand und komme wieder zurück in diesen physischen Körper, der sich in diesem Raum hier befindet. Atme tief ein und komme einfach wieder zurück.

Mercurius (II)

Die Reise ins kretische Amphitheater

Meditation

Wie immer bei der Meditation setzt Du Dich bitte so weit wie möglich aufrecht, hältst den Rücken so weit wie möglich gerade und versuchst Dir vorzustellen, wie aus Deinem Scheitelchakra oder aus Deinem höchsten Scheitelpunkt Lianen wachsen in den Himmel, und diese Lianen ranken in den Himmel hinein und halten Dich fest in der Unendlichkeit des Kosmos. Und aus Deinem Gesäß, aus Deinem Anus, wachsen ebenfalls Wurzeln in die Erde und verwurzeln Dich in dieser Erde. Und Du spürst wie Du aufgehangen bist, aufgespannt bist zwischen Himmel und Erde, aufgespannt zwischen Himmel und Erde. Und ganz frei geht der Ein- und Ausatemstrom durch Dich hindurch und Du versuchst, so weit es geht, loszulassen von all den Dingen, die Dir heute schon begegnet sind. Du versuchst, so weit wie möglich loszulassen von positiven und negativen Gedanken, die in Deinem Geist herumschwirren. Und wenn sie kommen, haftest Du nicht an, sondern atmest aus und atmest Dich durch sie hindurch. Und dann imaginierst Du um Dich herum eine Pyramide, und heute ist es eine Pyramide aus wunderbarem brennenden Rot. Es ist ein Brennen, es sind Flammen, die diese Pyramide heute bilden, und es sind blutrote Flammen und Du sitzt unter diesen Flammen, umhüllt von diesen Flammen, beschützt und gereinigt. Und es ist, als wenn diese Flammen nach Dir schlagen, nach Dir züngeln, und sie tun es auch, aber Du spürst, daß sie Dich nicht verbrennen, sondern sie verbrennen nur das von Dir, was lau ist, was ängstlich ist, was sich nicht wandeln will, was festhält am Alten, und diese Flammen sind imprägniert mit den Qualitäten *Mut* und *Freiheit*. Diese Flammen sind imprägniert mit den Qualitäten *Mut* und *Freiheit* und sie schlagen nach Dir und schon ist die ganze Pyramide in ihrem Inneren erfüllt von diesem Feuer. Du selbst sitzt in dieser von Flammen ausgefüllten Pyramide und Du brennst. Du brennst ein reinigendes, heiliges, heilendes Feuer, in dem alles verbrennt, was krank, sich nicht wandelnd und ängstlich ist. Und beim Einatmen atmest Du ein, Du inhalierst es regelrecht, den Begriff und die Qualität *Freiheit*: Freiheit von Angst, Freiheit von Krankheit, Freiheit von Verzagtheit. Du atmest nicht nur ein das Wort, sondern die Qualität *Freiheit*. Und beim Ausatmen, mit ähnlicher Hingabe das Wort und die Qualität *Mut*.

Freiheit - Mut.

Und wenn Du die Freiheit eingeatmet hast, läßt Du sie sich ausbreiten in Deinem brennenden Leib, Du läßt die *Freiheit* in jede Zelle Deines Körpers hineinfahren und beim Ausatmen verströmst Du den *Mut* in Deine Umgebung. Du imprägnierst, könnte man sagen, Deine Aura mit der Qualität des *Mutes*. Mut, um Deinen Weg zu gehen; Mut, um die zum Heilwerden notwendige Wandlung zu vollziehen. Und wiederhole diese Qualitäten und Begriffe jetzt einfach 10mal, 10mal *Freiheit* einatmen und *Mut* ausatmen.

***

Und wenn Du 10mal diese Begriffe ein- und ausgeatmet hast, laß diese Begriffe und auch dieses Feuer in Dir weiter brennen und weiter wirken, aber nimm Deine inneren Augen und schließe sie jetzt, und gehe mit

Deinem Tagesbewußtsein wieder weg von diesen Begriffen, um jederzeit, wenn Du Dich mit Deinem Mercurwesen wieder verbinden willst, zu ihnen zurückgehen zu können. Komm wieder zurück in diesen Raum und diese Zeit und öffne Deine Augen.

Trance

Ein Wort von Nikos Kazantzakis zu Beginn der Trance:

„Jeder Mensch besitzt einen eigenen Kreis aus Dingen, Bäumen, Tieren, Menschen und Ideen und diesen Kreis zu retten ist seine Pflicht. Er, kein anderer. Wenn er ihn nicht rettet, wird er niemals erlöst sein."

Ganz bequem hinsetzen. Hier geht es uns nicht um den aufrechten Rücken, sondern um eine Haltung, die Du 20 Minuten bis eine halbe Stunde bequem einnehmen kannst. Vielleicht kennst Du aus dem Autogenen Training den Kutschersitz:

Der Kopf, der leicht nach vorne fällt, die Arme, die offen auf den ein wenig geöffneten Oberschenkeln liegen. Also versuche jetzt nicht einen Sitz größtmöglicher Präsenz, sondern größtmöglicher Entspannung einzunehmen.

Schließe wieder die Augen und nimm wieder Kontakt zu Deinem Atemstrom auf, Ein- und Ausatem. Ganz wieder hineingehen in diesen Atemstrom, der Dich durchfließt, der Dich reinigt, der Dich nährt. Und wenn Du Kontakt hast mit diesem Atemstrom, dann versuche sukzessive Deinen Leib loszulassen. Versuche den Kopf wirklich nach vorne baumeln zu lassen, dabei den Nacken ganz bewußt zu entspannen, die Kiefer loszulassen, das Gesicht loszulassen, auch die Augen ganz bewußt zu schließen, aber ohne sie zusammenzukneifen; Dein Gesicht, Deinen ganzen Kopf, Deinen Nacken in einen größtmöglichen Zustand von Entspanntheit zu bringen. Und wenn Du merkst, irgendwo ist noch viel Spannung, dann atme ganz bewußt in diesen Bereich hinein, sammle all diese Spannung im Atem und atme sie aus. Also bei jeder Ausatmung Spannung aus Dir herausatmen und dabei entspannter werden. Am besten immer auf ein tonloses „H“ ausatmen und in dieses tonlose „H“ geben wir all unsere Verspanntheiten hinein. Die Schultern loslassen, die Arme. Die Hände liegen auf, nichts mehr festhalten. Der Thorax, die Wirbelsäule halten sich wie von selbst. Du mußt auch sie nicht halten. Die Brust ist ganz entspannt, und wie von selbst bewegt sie sich im Ein- und Ausatemstrom. Auch der Bauch ist weit und warm und ganz leicht. Und wenn Du nun auch das Becken, den Anus, die Genitalien entspannst, kann Dein Atemstrom ganz in Dich hinein, durch Dich hindurch fließen. Und Du entspannst die Oberschenkel, die Knie, Deine Waden, die Unterschenkel und die Füße, und wenn Du diesen Zustand größtmöglicher Entspannung eingenommen hast, dann öffne Deine inneren Augen.

Und Du befindest Dich, um die Darsteller Deines großen Stückes „Mein Mercur“ anzuschauen, in einem wunderbaren, uralten Amphitheater auf Kreta. Es ist eines dieser grandiosen griechischen Theater, das unter freiem Himmel sich in einem Halbkreis in einen Felsen hineinbettet. In einen Felsen der wilden und kargen kretischen Landschaft, einer Landschaft, die gedüngt und genährt ist mit dem Blut ihrer Menschen, mit der Liebe ihrer Herzen, ihren Liedern, ihren Gebeten und Gesängen. Kazantzakis hat von dieser Landschaft gesagt: „Sie ist erdgewordene Poesie“.

Und Du stehst am Rande der Bühne und Du merkst, wenn Du nur ganz leise Deine Stimme erhebst, hallt sie wider im Rund des Amphitheaters. Es ist Nacht, aber das Amphitheater ist beleuchtet von eisernen Schüsseln, in denen helle Feuer brennen, deren Flammen das ganze

Theater in ein fast gespenstisches Licht hüllen. Du spürst den warmen kretischen Wind der Nacht, Du spürst die Heiligkeit der Stätte und Du siehst die wilden und verzehrenden Flammen und Du weißt, wenn Du willst, kannst Du ihnen heute begegnen: den Teilpersönlichkeiten von Dir - wenn Du sie in Dir trägst - die mitspielen in dem Spiel: „Mein Mercur". Und Du sammelst Dich ganz bewußt dieses Augenblickes und dann rufst Du. Du rufst die erste Person dieses Stückes. Du rufst Deinen Freiheitskämpfer (Deine Freiheitskämpferin), den (die), die vielleicht schon durch viele Leben für die Freiheit der Unterdrückten, für die Freiheit des Geistes, für die Freiheit des Fleisches gestritten hat, ob mit dem Wort, mit dem Schwert oder mit dem Dynamit. Du rufst Deinen radikalsten Anteil, Deinen inneren Radikalen. Und er wird, wenn es ihn gibt, diesem Ruf folgen, und wenn Du rufst, siehst Du ihn durch das kleine Tor am anderen Ende des Theaters das Rund der Bühne betreten. Vielleicht kennst Du ihn, vielleicht hast Du ihn aber auch noch nie gesehen, und vielleicht wußtest Du bis heute noch nicht einmal, daß es ihn (sie) gibt. Heute kannst Du ihm/ihr begegnen. Schau ihn (sie) erst einmal eine zeitlang an, wie er sich bewegt, im Rund der Arena. Mit welcher Geste, mit welchen Worten tritt er vor Dich? Ist es ein Schrei, ein Gedicht, ein Lied oder eine Rede, mit der diese Teilpersönlichkeit vor Dich tritt? Sind wir jetzt gemeinsam einige Minuten still und beobachten ihn (sie). Nimm ihre (seine) Begrüßung wahr und erinnere Dich.

***

Und wenn Du ihn erst einmal ganz still angeschaut hast, wahrgenommen hast, was er von selbst mitteilt und gehört hast, was er Dir zu sagen hat, dann darfst Du Fragen stellen. Wenn Du ihn nicht kennst, dann frage:

„Wo kommst Du her, aus welchem Leben, aus welcher Zeit in meinem Leben? Wann ist der Kontakt zu Dir abgebrochen und in welchen tiefen Raum meiner inneren Seele bist Du verbannt worden, habe ich Dich verbannt?"

Stell diese Fragen nach dem Woher und Seit-Wann, denn wir müssen wissen um die Dinge, die gewesen sind, damit wir neu formen können, damit wir erlösen können. Woher? Seit wann?

***

Und dann frag ihn (sie): „Was kann ich für Dich tun, damit Du in diesem Leben, meinem Bewußtsein zugänglich, an meiner Seite gehen kannst, ohne mich und meine Umwelt zu bedrohen, sondern so, daß ich mir Deine Impulse, Deine Kraft, Deinen Idealismus, Dein Feuer zunutze machen kann zu meinem Wohl und dem Wohl meiner Welt?"

Und wieder wird Dir Dein innere(r) Freiheitskämpfer(in) antworten.

***

Und dann frag: „Was willst Du mir geben, welche Aufgabe willst Du in meinem Leben ab heute einnehmen? Wo willst Du mir dienen?"

Und auch auf diese Frage wird sich diese Teilpersönlichkeit Dir offenbaren. Und auch hier horch wieder hin offenen Ohrs.

***

Und wenn Du auch auf diese letzte Frage eine Antwort bekommen hast, dann trete jetzt selbst in diese Arena. Trete ein in den Kreis der Flammen und öffne Dein Herz und schreite auf ihn zu, den Blick ihm gerade und mutig zugewandt. Und schreite mit ausgestreckten Armen, mit ausgebreiteteten Armen auf ihn zu und umarme, umarme

Deine freiheitliche, Deine radikale Teilpersönlichkeit und in der Umarmung werdet ihr eins: er (sie) ist heimgekehrt. Er (sie) mit all seiner Energie und all seinen Qualitäten ist wieder Teil von Dir geworden.

***

Und wenn diese Vereinigung vollzogen ist, trete wieder aus der Arena heraus und rufe nun, Dich wieder mit der Qualität Deines inneren Mutes verbindend, die Teilpersönlichkeit Deines inneren Barbaren, des inneren Hunnen, wie manche ihn erlebt haben, eines Teils von Dir: uralt, brutal, unersättlich, unterdrückend, eroberisch, aus dunklen Steppen, aus dunklen Zeiten Dir immer wieder an Nacken und Kehle greifend. Rufe mit mutiger Stimme in die Abgründe der Jahrtausende hinein. Rufe Deinen inneren Barbaren. Und wie bei der ersten Teilpersönlichkeit schau ihn erst einmal still an, wie er sich Dir zeigt, wie er in Kontakt mit Dir treten möchte.

***

Und wenn Du ihn erst in Stille betrachtet hast, dann stelle wieder die Fragen: „Woher kommst Du? Wann hast Du Dich aus meinem Bewußtsein entfernt? Was hat Dich vertrieben, was hat Dich unterdrückt? Wie bist Du entstanden?“

Und lausche wieder auf seine Antwort.

***

Und wenn Du auf diese erste Frage Antwort bekommen hast, stelle wieder die zweite: „Was willst Du mir geben, was willst Du mir gutes tun? Was ist Deine Aufgabe in meinem Ganzen?“

Und auch hierauf wird er Dir wieder antworten.

***

Und als dritte und letzte Frage frage Deinen Barbaren: „Was kann ich für Dich tun? Was brauchst Du, damit ich Dir die Ketten Deines Kerkers abnehmen kann, damit ich Dich heimführen kann in die lichten Länder meines Bewußtseins; damit ich Kontakt kriege zu Deiner Wildheit, zu Deiner Kraft, zu Deinem Eros? Was kann ich für Dich tun, daß ich und Du wieder eins werden können wie einst vor Jahrtausenden, als wir noch gemeinsam ritten mit den Göttern über die dunklen Steppen?"

***

Und wenn Du auch hierauf wieder eine Antwort erhalten hast und es Dir möglich erscheint, trete wieder in die Arena, mach wieder Deine Arme und Dein Herz auf, suche die Augen Deines Barbaren, grabe Dich in seine Augen ein und gehe wieder auf ihn zu und umarmt euch, werdet wieder eins. Bring ihn heim.

***

Und dann trete wieder aus der Arena heraus. Und das nächste Mal mußt Du überhaupt nicht erst rufen, denn Du hörst ihn, Du hörst ihn ganz von selbst. Du hörst sein Schnauben und sein Stampfen und Du spürst förmlich, wie die Arena erzittert von seiner Wildheit und schon stürmt er in die Arena, Dein minoischer Stier. Groß, behörnt, in seiner ganzen unendlichen Kraft, in seinem ganzen Fleisch stürzt er in die Arena und seine Nüstern sind gebläht, sein Fell glänzt im Schweiß seiner Wildheit und er steht vor Dir. Er, der er in Dir war seit Beginn aller Tage, er, der Archetypus ist Deiner Kraft, Deiner Gewalt, Deiner Freiheit: der Stier. Und ihn mußt Du nichts fragen, denn er ist Antwort. Versuche, die letzte Angst, wenn sie noch da ist, aus Dir hinauszuatmen. Versuche, ganz still und leicht zu werden. Und dann trete in die Arena. Und wenn der Stier auf Dich zurennt, versuche, über ihn hinüberzuspringen. Versuche mit diesem Stier zu laufen. Versuche ihn zu necken. Kämpfe, spiele, reibe Dich an Deinem Stier. Und dann pack ihn an den Hörnern, drück seinen Kopf etwas zu Boden und dann schwing Dich, schwing Dich auf seinen Rücken. Schwing Dich auf seinen Rücken und spüre seine Muskeln, spüre seinen Atem und spüre die Pulsationen seines Leibes, wie sie über Deine Oberschenkel in Dein Becken hineinströmen und über Dein Becken den ganzen Leib erfüllen. Spüre diesen Stier unter Dir und spüre diesen Stier in Dir. Und wild dreht er sich um und stürzt aus der Arena heraus, und Du bist nicht mehr in der Arena, sondern Du rast mit diesem Stier über kretisches Land. Und der Stier wird immer wilder, immer ungestümer und Du merkst: Du reitest diesen Stier mit einem Mal nicht mehr nur, sondern wie mit Deinen anderen Teilpersönlichkeiten verschmilzt Du. Du verschmilzt mit diesem Stier, mit Deinem Mensch gewordenen Gott Zeus. Du bist Stier, Du bist Zeus, Du bist der Gehörnte und Du galoppierst in die Nacht. Du galoppierst in eine kretische Nacht und Du bist eins mit dieser Kraft. Spüre sie. Du kannst sie spüren in jeder Zelle Deines Leibes, in jeder Windung Deines Hirns. Überall ist diese Kraft, ist dieser Stier.

***

Und reite weiter durch die Nacht, lebe diesen Stier und lebe seine Begegnung so lange wie Du willst.

***

Und dann beende für heute langsam Deinen Ritt durch die Nacht, komme langsam wieder zurück in diesen Raum, in diese Zeit. Atme tief durch, räkle Dich, schließe Deine inneren Augen und öffne Deine äußeren.

Natrium Muriaticum

Der Film vom Unglück des Lebens

Trance

Ich bitte Dich, Dich entspannt auf den Boden zu legen. Leg Dich jetzt hier, in diesem Raum, in dieser Zeit, auf den Boden dieses Zimmers und versuche loszulassen. Loszulassen den Streß und die Sorgen des Alltags. Loszulassen die Sorgen und Ängste, die Du hast, vielleicht wegen Ausbildung und Zukunft; loszulassen, was Dich heute hindern könnte, Dich meinen Worten hinzugeben, Dich von meinen Worten beeindrucken, beeinflussen, sie in Dich hineinfließen zu lassen.

Atme einfach tief ein und tief aus. Und in den tiefen Ausatem hinein gib alles an Leid, an Angst und an Gedanken, was im Augenblick vor Deinem inneren Auge herumschwirrt und versuche ganz leer zu werden, den Leib zum Gefäß Deiner inneren Träume werden zu lassen.

Einfach schwer und weit. Und dann entspanne sukzessive Deinen Körper. Beginne am Kopf, laß den Kopf los, ganz los. Laß ihn ganz einsinken in den Boden. Er muß nicht mehr denken. Er muß nichts mehr machen. Er kann einfach so sein. Und dann laß das Gesicht los, ganz los. Die Augen, die Stirn und auch den Mund. Laß den Kiefer ganz los, entspann Dich ganz im Kiefer. Laß den Hals los, gebe richtig Entspannung in den Hals hinein, laß ihn ganz in den Boden hineinsinken. Nichts muß er mehr halten. Laß ihn einfach los. Dann laß die Schultern los. Atme Entspannung in die Schultern, in die Oberarme, in die Ellenbogen, in die Unterarme, in die Handflächen, in die Finger. Laß Muskelfibrille für

Muskelfibrille los, daß Entspannung in Deinen Leib hineinkommt. Dann laß den Brustkorb los, ganz los. Die Seiten, die Rippen, so daß Du spürst wie der Brustkorb wie von selbst sich öffnet und schließt, sich öffnet und schließt und der Lebensatem in Dir Platz nehmen kann. Dann laß den Bauch los, den Rücken, den Anus, die Lenden. Laß sie ganz los und atme in sie und durch sie hindurch. Und dann laß die Oberschenkel los, die Knie, die Unterschenkel und die Füße. Und spüre den Leib, wie er entspannt, losgelassen und weit liegt, sich hingegeben hat.

Und dann, dann öffne langsam Deine inneren Augen und stelle Dir vor Du sitzt vor einem großen Fernseher, ein großer Fernseher mit wunderbarer Bildqualität. Und Du hast eine Fernbedienung in der Hand und diese Fernbedienung hat so viele Knöpfe, wie Du Jahre alt bist, und ganz zum Schluß steht ein Knopf „Null" - und dieser Knopf steht für die Schwangerschaft. Und auf dem Fernseher ist schon das Programm des heutigen Abends angekündigt und dieses Programm heißt: „Das Unglück meines Lebens - oder wo immer ich übersehen, nicht geliebt, mißachtet worden bin."

heute Und beginne nun mit diesem Jahr: Drück den Knopf dieses Jahres und schau Dir aus diesem Jahr die wichtigsten Szenen an, wo Dir genau dieses nicht gesehen werden, nicht geachtet werden und nicht geliebt worden sein entgegenspringt. Drücke den letzten Knopf Deiner Fernbedienung und laß die Bilder der aktuellen Natrium-Verletzungen auf Deinem inneren Fernseher entstehen. Und wenn Du, Du Glücklicher, in diesem Jahr nichts dementsprechendes erlebt hast, dann knipse den Knopf des Jahres davor oder knipse Dich so weit zurück, bis Du ein Erlebnis hast, wo Du zuletzt unglücklich warst.

***

Und so knipse Dich weiter und weiter durch Dein Leben. Und versuche nach jedem Bild vielleicht eine Verbindung zu den Bildern vorher festzustellen, wo der gemeinsame Nenner des Erlebten liegt. Gibt es ein Muster, ein Verhalten, einen Glaubenssatz, bis hierher erkennbar, der Dich immer wieder in diese Situation hineingeführt hat, der Dich immer wieder Ähnliches hat erleiden lassen?

***

Und dann knipse Dich langsam in Deine Jugend hinein. Gibt es auch in Deinem Leben die nicht erreichbaren Lieben? Gibt es auch in Deinem Leben das vom Lehrer immer wieder übersehen werden, so sehr man sich auch seine Aufmerksamkeit wünschte? Knipse Dich durch Pubertät und Jugend und lasse ruhig jedes Jahr kurz vor Deinem inneren Auge entstehen, denn viele dieser Erlebnisse haben wir schon lange vergessen oder auf dem tiefsten Grund des Meeres, in einer alten Kiste, die wir umwickelt haben mit dicken Trossen, versenkt.

***

Und dann, dann gehe langsam in Deine Kindheit hinein. Wo waren da die Übersehungen, das Ungeliebte, das nicht beachtete? Laß die Bilder aus der Tiefe Deiner Seele Gestalt und Raum gewinnen.

***

Und dann gehe noch weiter. Gehe in den Leib Deiner Mutter hinein und spüre, was Du spürtest, als sie mit Dir schwanger war. Bist Du angenommen worden, gewünscht worden, geliebt worden? Spüre all dies und auch, wenn es nicht so war.

***

Und dann gehe noch ein Stück zurück und versuche, diesen besagten, so lebenswichtigen ersten Gedanken Deiner Mutter zu erhören. Mit welchem Gedanken bist Du in diesem Leben begrüßt worden? Was war der erste Gedanke Deiner Mutter, als sie wußte, daß sie Dich empfangen hat, als sie wußte, daß sie Dich in ihrem Leibe trägt?

***

Und wenn Du auch dieses Gefühl verspürt und wahrgenommen hast, dann versuche, eine Wahrnehmung auszubilden für die Summe Deiner von Dir in Deinem Leben erlebten Natriumerlebnisse. Haben Sie einen gemeinsamen Nenner? Gibt es eine gemeinsame Geschichte? Gibt es einen Anfang? Gibt es eine Entwicklung?

***

Und dann: dann stell Dir, nebeneinander stehend, Vater und Mutter vor; nebeneinander stehend, Vater und Mutter. Und verneige Dich ein wenig vor diesen. Und dann sag zu ihnen: „Lieber Vater, liebe Mutter. Es war ziemlich hart und es hat mir oft wehgetan. Aber trotz allem, ich nehme dieses Leben, zu diesem Preis, ganz und gar."

Und gib alle Inbrunst in den Teil des Satzes hinein, wo Du sagst „Ich nehme dieses Leben, zu diesem Preis - und ich werde das Beste daraus machen".

***

Und wenn Du das gesagt hast, schau noch einmal Deine Mutter an. Schau ihr ganz tief ins Auge, durch das Auge in ihre Seele und dann, dann laß Deine Mutter sagen, zu Dir sagen, was Du Dir von ihr schon immer gewünscht hättest, daß sie es Dir sagt: „Meine liebe Tochter (mein lieber Sohn), was ich Dir schon immer sagen wollte…"

Und lege in das, was die Mutter jetzt sagt, alle Wünsche, alle Vorstellungen und alle Bedürfnisse hinein, die Du je nach Gesagtem von der Mutter hattest. Und auch wenn Du real weißt, sie würde es nie sagen, jetzt laß sie Dir dies alles sagen.

***

Und wenn Du von Deiner Mutter all das gehört hast, was Du Dir Dein Leben lang gewünscht hättest zu hören, dann danke ihr für das Gesagte. Sage richtig zu ihr: „Liebe Mama, ich danke Dir. So lange habe ich darauf gewartet. Es ist gut, daß Du es mir jetzt noch gesagt hast."

Und dann schau dem Vater ins Gesicht. Schau auch ihm tief in die Augen und ~~laß nun zum Abschluß der Übung auch ihn~~ all das sagen, was Du Dir Dein ganzes Leben lang erhofft hättest, einmal von ihm zu hören. Laß ihn einfach sprechen: „Meine liebe Tochter (mein lieber Sohn), was ich Dir schon immer sagen wollte…"

Laß ihn alles sagen, was Du Dir schon immer gewünscht hast, was er Dir sagen wollte, alles.

***

Und wenn auch der Vater seine Rede an Dich beendet hat, dann schau sie beide zusammen noch einmal an. Verneige Dich noch einmal vor beiden und sag zu ihnen: „Jetzt ist es gut, jetzt kann es so bleiben."

Und dann dreh Dich um, so daß Du Vater und Mutter hinter Dir spürst, und wenn Du willst, und wenn es für Dich in Ordnung ist, spüre wie jeder von beiden eine Hand auf Deine Schultern legt. Spüre das Versöhnte, das Ausgesprochene. Spüre, daß es nie zu spät ist, etwas zu bekommen, ~~die Lösung von Natrium ist die *Lösung*~~. Die Lösung vom Alten, vom Vorwurf, vom alten Glaubenssatz, wie es immer war und immer sein wird. Und wenn Du willst, forme Dir zum Ende der Übung einen neuen Glaubenssatz, der genau das Gegenteil beinhaltet von nicht-gesehen-werden, nicht-geliebt-werden und in dem vielleicht vorkommt, daß Du ein Recht darauf hast, ein elementares Lebensrecht, all dies zu bekommen; daß Du es wert bist, aus der Tiefe Deiner Existenz wert bist, es zu bekommen und daß der einzige Grund dafür, daß Du glücklich und geliebt sein darfst, der ist, daß es Dich gibt. Es bedarf keines weiteren Grundes für Dein Glück und Dein Geliebtwerden als den Deiner ureigensten Existenz. Vielleicht fällt Dir ein neuer Glaubenssatz für den nächsten Weg, den Du vor Dir hast, ein. Dann bilde diesen und wiederhole ihn einige Male.

***

Präge Dir das Erlebte tief in Dein Herz. Spüre noch einmal die Worte der Eltern, die Annahme, ihre Liebe und ihre Achtung. Nimm Dir Deinen Glaubenssatz in die Hand, damit er Dich führen kann, und dann komm langsam wieder zurück in diesen Raum, in diese Zeit, und nimm Dir Zeit zurückzukehren, Zeit, das Erlebte nachzuspüren, viel Zeit.

Phosphor

Die Reise ins Schloß des Traumprinzen und des Drachen

Meditation

Die Füße berühren den Boden und wir spüren mit unseren Füßen auch mal, wie sich Boden anfühlt. Was ist das, Boden? Was ist das, Erde? Was ist das für eine Qualität, zu berühren, wo man nicht reinschauen kann, von dem wir kommen, zu dem wir werden.

Und unsere Hände ruhen in unserem Schoß und wir stellen uns einfach vor, daß aus diesen Füßen Wurzeln wachsen in diese dunkle Mutter Erde hinein, Wurzeln die uns festhalten und die uns bereit machen für die Stürme des Wandlungsweges.

Und als Pendant zu diesen Wurzeln in unseren Füßen wachsen Luftwurzeln aus unserem Scheitelpunkt heraus in den Himmel, und die ranken sich um Planeten, um Sonne und ziehen uns wie von selbst nach oben, so daß wir alleine durch diese Vorstellung des im Himmel und auf der Erde Verwurzeltseins uns aufrichten.

Und dann imaginieren wir um uns herum eine feuerrote Pyramide. Wir sitzen in dieser feuerroten Pyramide, die uns völlig einschließt und uns abgrenzt von allem, was uns ablenken will, was unsere Aufmerksamkeit nach außen richten will, was uns von uns selbst wegbringt. Sie umschließt unser Selbst. Und diese Pyramide ist zwar feuerrot, aber eigentlich ist es eher ein Wasserfall, der an dieser Pyramide entlang läuft, jedoch es ist kein Wasser, sondern Blut. Wir sitzen unter einer Pyramide aus Blut.

Und dieses Blut fließt nicht nur in der Pyramide entlang, sondern es tropft, es fließt auch in die Pyramide hinein und es hüllt uns ein: rotes, warmes Blut. Wie einst die Priesterinnen sich mit Blut bestrichen haben, um der Erde, der Mutter, nahe zu sein; mit Blut durchtränkt, mit dem Träger unseres Ichs.

Und beim Einatmen unterstützen wir diese Qualität, die uns umgibt, in dem wir die Qualität an sich noch einmal einatmen und auch das Wort. Wir atmen Wort und Qualität *Blut* ein. Wir ziehen das *Blut*, sprich seine Qualität, durch unsere Nase hinein in unseren Leib und verbinden es mit unserem Blut. Und wir spüren die Kraft dieses *Blutes*, wir spüren seine Lebendigkeit, seine Fruchtbarkeit. Mit der gleichen Inbrunst und Präsenz atmen wir das aus, was aus dem *Blut* entsteht: *Liebe*. Wir atmen das *Blut* ein und atmen die *Liebe* aus. Aber in diesem Begriff *Liebe* ist kein Begehren, ist kein Verlangen, ist auch kein Verliebtsein, sondern Hingabe an Blut und an den Boden, dem wir unsere Liebe geben.

Blut - Liebe, Blut - Liebe, Blut - Liebe

Wir wiederholen diese Ein- und Ausatmung jetzt jeweils 10mal.

Und wir spüren die Kraft dieses *Blutes* und wir spüren die verwandelnde Kraft dieser *Liebe* und wir spüren unsere Wurzeln, die uns mit der Erde verbinden und wir spüren unsere Wurzeln, die uns im Kosmos verankern. Und mit diesem Gefühl verbunden, kommen wir langsam wieder zurück in diesen Raum und diese Zeit, schließen erst einmal unsere inneren Augen, öffnen dann unsere äußeren Augen, atmen tief durch und kommen an.

Trance

Setze oder lege Dich ganz bequem hin. Die bequemste Haltung im Sitzen ist die sogenannte Kutscherhaltung. Leg die Hände einfach offen auf die Oberschenkel, der Kopf fällt so ein wenig nach vorne, so wie morgens in der U-Bahn von Tegel nach Savignyplatz. Und gehe wieder ganz in Deinen Leib und ganz in Deine Atmung. Vertraue Dich ganz dieser Ausatmung an, diesem Ein- und Ausatmungsstrom.

Und atme ein durch die Nase, ziehe diese herrliche Luft in Dich hinein und atme aus mit der Imagination, durch Dein Becken auszuatmen, durch Deine Genitalien auszuatmen und den Atem der Erde zurückzugeben. Atme den Himmel ein und befruchte mit Deinem Atem die Erde, und sei so wieder verbunden mit beidem, was Dich umgibt.

Und wenn Gedanken kommen, dann wehre Dich nicht gegen diese Gedanken, aber hafte an diesen Gedanken auch nicht an. Nimm diese Gedanken wie Wolken, die an Dir vorüberziehen. Begrüße sie und lasse sie wieder los. Was da auch komme, ob wunderschön oder zutiefst erschreckend - immer weiteratmen.

Und dann entspanne ganz bewußt Dein Gesicht, laß ganz bewußt die Muskeln der Stirn, der Augen, der Wangen und des Nackens los, indem Du so ein wenig den Kopf noch zweimal nachwippen läßt. Versuche im Gesicht genau das zu sein, was der Phosphoriker nie sein will: ganz doof. Du darfst auch ruhig etwas barisch Deinen Mund öffnen, die Kiefer einfach runterhängen lassen. Es gibt nichts mehr, wo Du Dich im Augenblick durchbeißen mußt, wo Du die Kiefer zusammendrücken mußt, sondern Du läßt es einfach hängen.

Dann geh weiter zum Nacken, der auch jetzt ganz losläßt. Die Schultern überprüfe nochmal, ob sie wirklich hängen. Alles, was sich da hochzieht, loslassen. Den Brustkorb ganz weit und leer werden lassen. Keinen Widerstand bieten für den einströmenden Atem. Auch der Rücken wird wie zu Watte, jeder Atemzug kann ihn durchströmen bis in die tiefste Zelle. Und Du kannst Dir vorstellen, wie Deine Zellen an sich den Sauerstoff ein- und ausatmen, wie es atmet.

Der Bauch und die Lendenwirbelsäule, auch ganz leicht im Atemrhythmus. Gesäß, Anus und Genitalien nicht mehr zusammenkneifen, sondern ebenfalls ganz loslassen. Arme und Hände, Füße und Beine, nichts mehr halten, nichts mehr festhalten.

Und spüre noch einmal ganz bewußt in Deine Füße: sind sie wirklich losgelassen? Spüre noch einmal in Deine Hände: sind die wirklich leicht und offen? Wir sind oft so in Spannung, daß wir uns gar nicht mehr vorstellen können, ohne es bewußt nachzuvollziehen, wie es ist, entspannt zu sein.

Und spüre in diese Entspanntheit, spüre den Ein- und Ausatemstrom, der sich mit allem verbindet. Und wenn Du ganz leer geworden bist, dann schlag Deine inneren Augen auf.

Und wir sind heute in einer Welt des Märchens, in einer Welt des Luxus, in einer Welt der Zartheit und der Schönheit. Du bist Tochter oder Sohn eines mächtigen Fürsten, eines großen Königs und es ist ein rauschendes Fest. Die Schönsten und Edelsten des ganzen Landes haben sich auf diesem Fest eingefunden, um Dir zu huldigen und zu feiern. Es ist Dein 28.Geburtstag im Märchen. Und es ist eine Atmosphäre von Schönheit und

Knistern, von Spannung, Freude und Lachen, und Du bist der absolute Mittelpunkt, so schön bist Du, so anmutig, so zart. Dein Körper ist geschmückt mit den schönsten Kleidern der damaligen Zeit, an Deinen Händen funkelnde Ringe. Und Du bist glücklich. Du bist glücklich über so viel Freude und so viel ehrlich gemeinte Liebe, die Dir entgegenfliegt.

Geh hinein in dieses Bild, verbinde Dich mit all dieser Freude, mit all dieser Heiterkeit, mit all dieser unendlich schönen Energie. Tanze, singe, flirte. Es ist den Menschen unmöglich, sich Deinem Charme zu entziehen und wenn Du einen Menschen berührst, durchläuft diesen ein warmer Schauer erotischer Erregung. Du bist ein lebendiges Kraftwerk voller zarter, aber doch so lustvoller Energie. Geh durch den großen Saal des Festes, küsse, berühre, erotisiere, flirte, lache...

***

Und da, zwischen all diesen Schönen, da siehst Du ihn (sie), noch schöner, noch feiner, noch edler. Stell Dir das Wesen vor, durch das Deine Liebe sofort in den heißesten Flammen entfacht wird. Du kennst dieses Gefühl. Das Gesicht wird rot, es beginnt zu glühen. Dieses Kribbeln, das den Leib durchläuft, dieser etwas trocken werdende Mund, der sofort mit prickelndem Champagner wieder benetzt wird, dieses warme Gefühl in den Genitalien, das bis in die Oberschenkel dieses zarte Zittern auslöst. Diese kleinen Krämpfe in der Bauchdecke, die aber doch etwas so lustvolles haben. Und Du weißt, das ist er (sie) und Du weißt, Du wirst ihn bekommen. Und Du fliegst durch den Saal und bittest um den nächsten Tanz und wie sollte es anders sein: es ist ein Walzer und Du drehst Dich in diesem Walzer und Du spürst die Haut, Du spürst die Wärme,

Du spürst den lieblichen Duft Deines Geliebten (Deiner Geliebten) und Du bist im siebenten Himmel. Und Du spürst die Erregung steigen, Du spürst wie Dein Herz immer mehr klopft. Und wenn sich eure Lippen treffen, die Zungenspitzen sich berühren, dann ist es, als wenn kleine Raketen in Deinem Gehirn explodieren. Und Du sinkst in die Arme der (des) anderen, der andere sinkt in Dich und ihr verschwindet von diesem Fest und zieht euch zurück in Dein Zimmer und ihr berührt euch, erst ganz sanft... und dann immer leidenschaftlicher. Jeder Zentimeter Deiner Haut wird zur erogenen Zone: Ohr, Nase, Zehen, Finger, Brust. Alles ist Ziel Deines unendlichen Begehrens. Und Du sinkst immer weiter in diese Ekstase und dieses Begehren und Du brennst in dieser Begegnung. Führe diese Begegnung so weit, wie es Dir recht ist, so weit, wie Du es an diesem Ort verkraftest.

***

Und dann atme ein und trete einige Schritte aus diesem Bild heraus, bis Du wieder nur in Deiner Ein- und Ausatmung bist. Und wenn Du ganz leer geworden bist, schlägst Du Deine inneren Augen wieder auf. Du bist immer noch in diesem Bett Deines herrschaftlichen Zimmers, aber es ist dunkel. Du spürst noch die Liebe und Ekstase auf Deiner Haut, Du hast noch den Geruch der Liebe und des Liebsten in Deiner Nase, und sehnsuchtsvoll tastet Deine Hand zur Seite, und sie spürt noch die Wärme des (der) Geliebten, aber ihn selbst spürt sie nicht mehr und Du realisierst: Du bist alleine, ganz alleine. Du lauschst in die Ferne und Du lauschst ins Schloß und Du hörst kein Geräusch. Alles ist still, völlig still und völlig einsam. Und Du greifst auf Deinen Nachtisch, um Deine Kerze zu entzünden, aber es ist keine Kerze mehr da, kein Geräusch, kein Mensch, kein Licht. Absolute Dunkelheit und Einsamkeit. Wenn Du den Mut hast, geh in dieses Gefühl hinein und spüre Dunkelheit und Einsamkeit.

***

Es gibt keine Möglichkeit, Licht zu entfachen. Alles, was diesen Raum jemals erleuchtete, scheint verschwunden. Du rufst nach Deinen Dienern, aber es kommt niemand. Du rufst nach Vater und Mutter, aber niemand ist da. Und vielleicht rufst Du auch in Deiner Einsamkeit nach Gott, aber auch er antwortet Dir nicht. Spüre diese Einsamkeit und spüre diese Dunkelheit und wage, dieses Gefühl zu berühren. Wage, mit diesem Gefühl Kontakt aufzunehmen.

***

Und dann spürst Du etwas: Du spürst sie, die dunkle Gestalt, und Du spürst, wie die Angst in Dir aufsteigt. Wer ist das, der da steht als ein dunkler Schatten, was will dieser Schatten von Dir? Und Du spürst die Angst und Du spürst Dein Zittern, wie kalte Schauer über Deinen Rücken herunterlaufen und dann hörst Du ihre Stimme:

„Mein Kind, lange hast Du mich verstoßen. Lange hast Du Deine androgynen Engel nach mir stechen lassen. Lange hast Du mich verbrannt, geächtet und mich unter die Erde getrieben, aber ich liebe Dich trotzdem. Und heute will ich dieser Liebe Ausdruck verleihen, indem ich Dich in mein Reich, in Dein Dunkel führe."

Und Du spürst, daß Du flüchten willst. Du spürst, daß Du wegrennen willst. Du spürst, daß Du am liebsten aus dem Fenster springen würdest vor Angst. Und Du willst schreien, aber dieser Schrei hat keinen Ton. Und Du willst fliehen, aber Deine Beine versagen Dir den Dienst.

Und sie kommt auf Dich zu, sie nähert sich Dir und Du bist wie starr vor Angst. Sie kommt auf Dich zu, ganz ruhig und ohne einen Ton zu machen. Und sie schlägt ihren schwarzen Schleier von ihrem Gesicht und Du erkennst das Gesicht des uralten Drachen, des Drachen, auf den Du Deinen phosphorischen Michael so viele tausend Jahre gehetzt hast, weil Du ihn nicht anschauen wolltest. Aber jetzt kannst Du Dich nicht mehr bewegen. Jetzt mußt Du begegnen. Und die alte dunkle Mutter, der alte Drachen, öffnet seinen Mund und wieder geht es an den Kuß und wieder spürst Du die warmen, vollen, blutigen Lippen, aber diesmal ist es keine Zunge, diesmal ist es das reine Feuer der Mutter, das Dich verbrennt. Spüre diesen heißen Feueratem, wie er in Dich eindringt. Wie eine Stadt im Feuer der Phosphorbomben, verbrennt dieser Atem Dein altes Ich. Und spüre dieses Feuer. Es ist nicht das reinigende Feuer des Sulfurofens. Es ist das zerstörende, aber Leben schaffende Feuer des Drachens. Und dieses Feuer verbrennt Deinen alten Leib, verbrennt Deine alte Angst, verbrennt alle Heiligkeit und alle Vorstellung, und was zurückbleibt ist das reine Ich.

Und wenn das Feuer erlischt, kannst Du die dunkle Mutter, Deinen großen Drachen, selbst in der Dunkelheit wahrnehmen. Betrachte sie genau, denn sie ist die Kraft, die aus der tiefsten und dunkelsten Stelle Deines Selbst in Dir aufsteigt. Wenn Du willst, vertraue Dich ihr an, denn sie wartet auf Dich, schon so viele hundert Jahre, tausend Jahre. Sie wartet schon so lange und Du hast sie verfolgt, verbrannt und in die tiefsten Verließe gesteckt, aber sie hat Dir alles vergeben und sie liebt Dich durch die Jahrtausende. Geh auf sie zu und umarme sie. Umarme sie und kehr heim ins Dunkel, ins Dunkel der

Erde, ins Dunkel der Mutter, in die Höhle des Drachens. Und Du spürst, wie Du eins wirst mit ihr. Du spürst, wie Dein Körper und ihr Körper verschmelzen. Es ist Drachenzeit und Du siehst durch das Fenster, am fernen Horizont einen neuen Tag beginnen, eine neue Sonne hinter den Bergen aufsteigen. Und Du weißt, daß heute ein neues Ich geboren ist, ein Ich, das aus der Kraft der dunklen Erde, aus der Kraft des Blutes und des Feuers kommt. Ein Ich ohne Angst. Und Du spürst, wie auf Deinem Rücken mächtige Schwingen entstehen, wie aus den Schuppen der Drachen. Und Du erhebst Dich und fliegst aus diesem Fenster hinaus, der Sonne entgegen.

Geh, fort, nur zum Bersten hält die Wonne inne.
Nur zum Weinen bleibt der Abenteurer stehen.
Fliegt ihr Drachen und fliegt heim.

***

Nun komme langsam zurück in diesen Raum, ohne zu vergessen. Bewahre die Bilder dieses Erlebnisses tief in Dir und komme hierher zurück. Schlag Deine inneren Augen wieder zu, atme tief durch, räkle Dich und öffne dann Deine äußeren Augen.

Platin

Die Reise zur Insel der Schönheit

Meditation

Du schließt Deine äußeren Augen und versuchst, in dieser Aufrechten erst einmal zu sein, hier zu sein, anzukommen, loszulassen. Und imaginiere Dir, daß aus Deinen Füßen Wurzeln wachsen in den Boden, die Dich in diesem Boden verwurzeln, unumstößlich, mit der Kraft der Erde, der Mutter, verbunden. Und daß, wenn diese Imagination im wahrsten Sinne des Wortes steht, die gleichen Wurzeln aus dem Scheitelchakra in den Himmel wachsen und sich im Kosmos verwurzeln. So daß Du aufgespannt bist zwischen den Kräften des Himmels, des Vaters und der Erde, der Mutter und diese Kräfte Dich regelrecht aufrichten wie von selbst. Die Wirbelsäule muß da gar nichts tun. Das Becken kann Gefäß sein, aus dem die Wirbelsäule, gehalten durch die Wurzeln des Himmels, wie von selbst nach oben wächst.

***

Und stell Dir vor, daß über Dir der Mond scheint, der silbrige, wunderbare Mond in seiner ganzen Fülle. Über Deinem Haupt scheint ein Mond, silbern, tief und geheimnisvoll. [Platin heißt auch kleines Silber.] Und dieser Mond hüllt Dich ein in einer Pyramide von silbrigem Licht, und dieses silbrige Licht ist imprägniert mit den Qualitäten des *hohen Mutes* und der *Schönheit*. Laß es zu, daß die Qualitäten der *Schönheit* sich heute mit Dir befassen - Du darfst schön sein. Und in dieser Pyramide aus silbernem, mit den Qualitäten von *hohem Mut* und *Schönheit* imprägnierten Licht, sitzt Dir jemand gegenüber: Du selbst. Du selbst, völlig nackt, in Deiner ganzen Schönheit. Nimm Dich wahr, mit Deiner Physis, mit Deinem Leib und nimm die in diesem Leib wohnende Schönheit wahr. Und wenn Du im Augenblick, warum auch immer, mit der Schönheit Deines Leibes nicht zufrieden bist, [Weihnachten ist gerade vergangen] - die Kekspfunde hängen vielleicht etwas rechts und links - dann forme Dir Deinen Leib. Mach Dich heute, in diesem Moment, nach Deinem geistigen Bilde schön. Keiner wird Deine angebliche Vermessenheit jemals nachweisen können. Du darfst Dich heute so sehen, so empfinden, wie Du es vielleicht schon immer gewollt hast und Dich nie gewagt hast, es zu sein. Mach Dich größer, stattlicher. Mach Dich, wenn Du willst, schlanker. Mach „ihn“ länger, mach alles, was Du willst, daß Du einmal so schön und so edel bist, wie Du es in Deinen kühnsten Träumen nie zu sein gewagt hättest. Schaff Dir einfach heute hier in dieser Minute das Idealbild Deines Leibes. Aber wenn Du zufrieden bist, so wie Du bist, dann verbinde Dich einfach in diesem realen Bild mit allem, was an ihm schön ist, für Dich schön. Und dann laß zwischen diesem Bild Deiner Schönheit und Deinem Herzen eine Verbindung entstehen von Herz zu Herz aus dem gleichen silbrigen Licht, das imprägniert ist mit den Qualitäten der *Schönheit* und des *hohen Mutes* und stelle diese Verbindung zwischen Herz und Herz her. Und atme nun in Deinen realen Leib von dem Bild Deiner Schönheit diese *Schönheit* ein. Sauge aus jeder Faser dieses unendlich schönen Leibes diese Qualität in Dich ein und imprägniere Dich mit den Qualitäten Deiner Imagination. Denn wir formen auch den Leib mit der Kraft unseres Geistes.

Und in der Ausatmung geb in die Welt hinein den *Mut*, so schön sein zu dürfen. Atme die *Schönheit* ein und den *Mut* trotzig dieser oft so häßlichen Welt entgegen. Und spüre, wie bei jedem Einatmen dieser *Schönheit*, Dein Leib tatsächlich sich real hier in dieser Minute verändert, wie er sich aufrichtet, wie er seine Form verändert, wie sich die Züge Deines Gesichtes bei jedem Einatmen verändern, wie Du als Dein eigener Michelangelo Deinen eigenen Leib schaffst.

Schönheit - Mut

***

Und dann schau Deiner Schönheit noch einmal ganz kraftvoll ins Gesicht, direkt in die Pupille. Weiche nicht aus diesem Anblick Deiner *Schönheit* und verneige Dich ein wenig vor Deiner *Schönheit*. Und wer möchte, kann mir folgende Worte nachsprechen:

„Meine *Schönheit* und mein *Mut*, ich gebe euch beiden die Ehre und ich nehme euch beide an, wie ihr seid, ganz und gar von Herzen. Und ich verspreche euch, ab heute werde ich euch pflegen und mich zu euch bekennen. Ich werde euch ehren durch gesundes Leben, durch kraftvolle Bewegung und lebendige Nahrung. Und ich werde euch annehmen zur Freude meines Schöpfers, zur Freude meiner Schöpferin und zum Dienst an meiner Aufgabe."

Blicke Deiner *Schönheit* und Deinem *Mut* immer noch in die Augen, und beim nächsten Einatmen nimm *Schönheit* und *Mut* nicht nur in Dein Herz, sondern vereinige Dich mit jeder Zelle Deines Leibes, mit jedem Gedanken Deines Geistes, mit diesem Bild, wie Du gemeint bist.

***

Und dann, mit dem Gefühl der Wahrhaftigkeit des Erlebten, kehre zurück in diesen Raum, in diese Zeit, räkle Dich, atme tief durch und komme an.

Trance

Nimm jetzt eine möglichst entspannte, bequeme Haltung ein. Und versuche wieder zurückzukommen zu dem Grundgefühl der Meditation, hier zu sein, ganz Gefäß zu werden für den Atem, für diesen unendlichen Ein- und Ausatemstrom. Und laß den Leib los, ganz bewußt. Beginne am Kopf, am Haupt und laß diesen Kopf, dieses Haupt, einfach fallen. Du mußt im Augenblick nicht vorsichtig sein. Du mußt nicht auf der Hut sein. Nichts bedroht Deinen Kopf, Deinen Nacken, Du kannst ihn einfach fallen lassen. Auch jedes Denken kann losgelassen werden, die Stirn weit und locker. Die äußeren Augen geschlossen und ruhig, ganz bewußt auch mal in den Kiefer spüren, daß dieser auch ganz doof, ganz locker wird. Auch nochmal die Zunge: hinspüren, loslassen, ihr einen Platz suchen, auf dem sie ganz entspannt liegen kann. Und nochmal in den Hals spüren und diesen ganz loslassen. Auch die Schultern loslassen, sie haben genug getragen; Arme, Hände, weit offen, bereit zu empfangen. Im Brustkorb nichts mehr festhalten, ganz weit. Den Rücken weit und schwer werden lassen, abgeben, anlehnen, an Stuhllehne oder Boden, richtig hineinsinken. Der Bauch weit und warm, die Genitalien ganz weit offen, ganz entspannt, so daß der Atemstrom regelrecht durch Dich hindurchfließen kann. Das Gesäß entspannt und weit. Beine, Knie, Unterschenkel und Füße leicht, entspannen und dem Boden übergeben.

Wenn Du diese Haltung eingenommen hast, ganz hier bist, ganz entspannt bist, ganz vertraut bist, dann öffne Deine inneren Augen. Und laß Dich abholen und mitnehmen in eine Zeit, als Mensch und Gott noch dicht nebeneinander, Fuß an Fuß, diese Welt durchschritten. Laß Dich mitnehmen in die Zeit des alten Griechenlands. In die Zeit der Helden, der Zentauren, der Tempel und Priester, in die Zeit des Olymps, in die Morgenstunde der Menschheit. Und in dieser Zeit stehst Du auf einem schnellen Segelschiff, vorne am Bug, an einem wunderbaren Frühlingstag. Du fährst durch ein jungfräuliches, blaues, schäumendes Meer. Dein Schiff, begleitet von springenden Delphinen, fliegt durch dieses Meer. Und Du spürst die Freiheit, die erhabene Schönheit des Tages und Du weißt Dich auf einer Pilgerfahrt. Auf einer Pilgerfahrt zu Deiner Insel der Schönheit. Auf dieser Insel sollst Du einem Mysterium begegnen, das Dir hilft, Gabe und Ziel zu erkennen.

Und schon taucht diese Deine Insel der Schönheit vor Dir auf. Genieße die Silouetten, die Du zuerst siehst und laß Dich von Deinem Schiff immer näher tragen. Schau diese Insel an in diesem unnachahmlichen Licht, wie es einem nur Griechenland schenken kann. Sieh die Felsen, die Strände, die wunderbaren Wälder, die damals noch die griechischen Inseln schmückten, und lande mit Deinem Schiff an. Lande mit Deinem Schiff an und wenn Dein Schiff auf den Strand rutscht oder am Quai anlegt, wie Deine inneren Bilder es Dir zeigen, dann siehst Du, daß an diesem Strand schon Menschen auf Dich warten, die Priester und Priesterinnen Deiner Insel der Schönheit. Schau sie an, diese Diener und Dienerinnen und schau, ob sie Dir schon begegnet sind in diesem Leben, ob sie vielleicht schon so oft versucht haben, zu Dir Kontakt aufzunehmen und Du sie übersehen hast. Wer sind sie? Woher kennt Du sie? Laß Dich von ihnen in Empfang nehmen. Und laß Dich durch Deine Insel, die Du Dir auf diesem Weg sehr genau anschauen kannst, zum Tempel dieser Insel bringen. Geh los.

***

Und denke immer dabei, wenn Deine Bilder vor Dein inneres Auge treten: es ist die schönste, die edelste Insel, die Du Dir nur irgendwie vorstellen kannst. Und kein Tabu, kein „so soll es nicht sein“, soll Dich hindern, die Bilder entstehen zu lassen.

***

Und dann, auf einem Berg, in einem Hain, an einem anderen Strand, wo immer Dein inneres Bild Dich hinführt, siehst Du den Tempel, den Tempel Deiner Schönheit. Einen Tempel, so wunderbar und herrlich, wie Du ihn vielleicht noch nie gesehen hast, aber ihn gibt es. Er ist eine Realität in den tiefsten Räumen Deiner Seele. Schau Dir diesen Tempel, zu dem Du immer wieder zurückkehren kannst, ganz genau an.

***

Und dann führen Deine Priester und Priesterinnen Dich in den Tempel hinein. Und führen Dich durch seine Hallen, entlang den Fluren, mit wunderbaren Mosaiken und Statuen, entlang an wunderschönen Gefäßen, in denen Rauchopfer an die Götter brennen, zum Mittelpunkt des Tempels. Und in diesem Tempel, in diesem Mittelpunkt des Tempels, spürst Du ein Stück des Mittelpunkts Deines Seins. Laß diese Kraft, die dieser Ort für Dich aufbewahrt hat, auf Dich wirken. Und dann siehst Du, wie Du vielleicht ja schon von anderen Stätten der Initiation gewohnt bist, daß von diesem Ort mehrere Türen abgehen, Türen zu unterschiedlichen Kammern Deiner Seele.

Und ein Priester, eine Priesterin, führt Dich zur ersten Tür. Und über dieser Tür steht geschrieben: „Der Raum meiner Schönheit", der Raum meines schönen Leibes, der Raum meiner schönen Seele. Und geh in diesen Raum hinein und sieh, was möglich wäre an innerer und äußerer Schönheit in Deinem Leben. Aber sieh und laß Dir offenbaren ebenfalls: Was gibt es, daß sie nicht sein darf? Was gibt es an Glaubenssätzen, an Trägheit, an Glauben, nicht schön sein zu dürfen? Laß Dich konfrontieren mit den Bildern der hemmenden Realität und den Bildern des möglichen Ideals. Und tritt hinein...

***

Und schau Dir dieses Ideal körperlich-geistiger Schönheit sehr genau an. Aber schau Dir auch an, was an Glaubenssatz, was an Folgen alltäglicher Trägheit und Willensschwäche da ist und überwunden werden muß, um diesem Ideal nahe zu kommen.

***

Und wenn Du das alles wahrgenommen hast, dann trete aus diesem Raum langsam wieder heraus. Und wenn Du aus diesem Raum herausgetreten bist, halte einen Augenblick inne, nimm die Kraft des Mittelpunkts Deines Tempels wahr und geb Dir wenn Du willst, vielleicht ein kleines oder wenn möglich auch großes Versprechen, was Du ab heute tun wirst, um diesem möglichen Ideal an körperlicher und geistiger Schönheit nahe zu kommen. Beispiel: „Ich verspreche mir ab heute, keine Currywurst mehr zu essen, sondern statt jeder Currywurst eine Mandarine" - ein kleiner Anfang.

***

Und wenn Du dies für Dich getan hast, dann tritt in den zweiten Raum. Und über diesem zweiten Raum ist geschrieben: „Raum des hohen Ziels". Und wenn Du in diesen Raum eintrittst, wirst Du es sehen: das, was aus Dir werden könnte, was als höchstes, größtes, edelstes

Ziel in diesem Leben möglich wäre. Und laß es ruhig entstehen, das Bild Deines inneren Einsteins, Deines inneren Alexanders, Deines inneren Hahnemanns - ohne Angst, gleich für größenwahnsinnig gescholten zu werden. Schau es an und messe es dann an dem zweiten Bild, das in diesem Raum auf Dich wartet: dem Bild Deiner augenblicklichen alltäglichen Realität. Und nimm sehr deutlich wahr, wo hohes Ziel und Realität auseinanderklaffen und nimm wahr, was es zu tun geben würde, um aus dieser alltäglichen Realität zu diesem hohen Ziel hin zu kommen.

***

Und wenn Du auch dies alles wahrgenommen hast, dann trete ganz langsam auch aus diesem Raum wieder heraus. Und auch jetzt hältst Du wieder etwas inne. Schließe die Augen, schau ganz nach innen und geb Dir auch vielleicht jetzt noch einmal ein kleines Versprechen oder vielleicht auch ein ganz großes, was Du ab heute anders machen kannst, um dem, was in Dir möglich ist und was in Dir darauf wartet sich darzulegen, nahe zu kommen.

***

Und wenn Du dies getan hast, wirst Du zur dritten und letzten Tür gebracht. Und über dieser Tür ist ebenfalls ein Wort geschrieben und dieses Wort heißt: „Raum der hohen Liebe". Und wenn Du in diesen Raum hineinschreitest, dann wirst Du sehen, was in Dir für Potentiale verborgen sind, Dir mitgegeben sind, die auf Erfüllung und Umsetzung warten, an Liebesfähigkeit, an Liebeskraft, an Liebesideal und gleichzeitig wirst Du sehen die Alltäglichkeit Deines Liebens, heute und jetzt. Und nimm beides wiederum mit wachen Augen auf. Und schau ehrlich, wie weit vielleicht der Weg noch ist von alltäglicher Realität bis zum hehren Ziel.

***

Und wenn Du auch diese Bilder geschaut hast, verlaß auch diesen Raum langsam wieder, um wieder innezuhalten, einen kleinen Augenblick, und Dir vielleicht, wenn Du möchtest, zu versprechen, was Du ab heute anders machen kannst, anders machen willst, um die vielen kleinen Tricks, die unsere Liebe so zerstören, um die vielen kleinen Egoismen, die uns wirklich von diesem Ziel so entfernen, nicht mehr zu beachten, ihnen nicht mehr anzuhaften. Versuche vielleicht auch jetzt diesem Möglichen mit einem kraftvollen Impuls voranzuhelfen.

***

Und wenn Du auch das getan hast, dann laß Dich von den Priestern und Priesterinnen Deines Tempels, zum Sanctum, zu Heiligsten führen, wo Du Dich direkt konfrontieren kannst, wenn Du willst, mit dem höchsten Geistigen, Spirituellen, zu dem Du streben willst. Trete mit erhobenem Haupt und offenem Blick vor diesen Altar, in diesen Raum und begegne dort dem, was auch auf dieser Ebene als Höchstes in Dir möglich ist und auf Dich wartet.

***

Und schau auch hier, Deine tägliche Realität in Kontakt zu diesem geistigen Höchsten, und die Möglichkeit des Kontakts, die es geben könnte, wenn Du Dich öffnest, wenn Du versuchst, das wegzuräumen zwischen Dir und diesem. Und nimm auch diese Begegnung ganz in Dein Herz. Gib ihr einen festen Platz und wenn Du jetzt diesen Tempel verläßt, erst einmal, um jederzeit zur Auffrischung Deiner Vision, Deiner Kraft, wieder zurückkommen zu können, behalte all diese Versprechen und Visionen tief in Dir. Verlaß nun diesen Tempel langsam, gib Deinen Erinnerungen und Deinen Erlebnissen einen festen Platz in den Kammern Deiner Seele und komme zurück, komme langsam zurück in diesen Raum. Atme noch einmal tief ein, tief aus und öffne dann Deine äußeren Augen.

Pulsatilla

Die Reise zur schwarzen Urmutter nach Afrika

Meditation

Begib Dich erst mal in eine aufrechte Meditationshaltung, die Beine auf den Fußboden und die Wirbelsäule, so weit es möglich ist, aufgerichtet; Wirbelsäule aufgerichtet. Und dann imaginiere bitte, wie aus Deinem Scheitelchakra Wurzeln wachsen in den Himmel, Wurzeln, die sich mindestens hier in der Lampe dieses Raumes verzweigen und gleichzeitig, wie aus Deinem Gesäß Wurzeln wachsen und in den Boden eindringen. Die Wurzeln sind straff und kräftig und sie spannen Deinen Leib wie von selbst auf. Und Du richtest Dich auf und der Blick Deiner inneren Augen geht nach vorne. Und wenn Du Deine inneren Augen öffnest, imaginiere vor Deinem inneren Auge das Bild Deiner Mutter. Das Bild Deiner Mutter, Deiner Mutter, die Dich empfangen hat, getragen hat, geboren hat, genährt hat, aufgezogen hat, Dich dem Leben geschenkt hat. Und versuche heute morgen, in dieser Stunde, einmal nicht all das zu fokussieren, was schwierig ist mit dieser Mutter. Versuche einmal nicht das zu fokussieren, was sie Dir vielleicht auch angetan hat und was bestimmt zu anderen Zeiten angeschaut und aufgelöst werden kann. Sondern schau sie einfach einmal an als Mutter, als Deine Mutter an sich, der Du wenn überhaupt eines verdankst: das Leben. Ohne dieses Leben hättest Du auch all die negativen Dinge, die Du vielleicht mit ihr erlebt hast, nicht erleben können. Betrachte sie ganz in ihrer Funktion als Deine Lebensspenderin. Sie hat Dir dieses Leben gespendet, geschenkt und viel von Deinem Leben geformt, gebildet. Und erst mal nur dafür laß in Dir ein Gefühl von Dankbarkeit entstehen, von tiefer Dankbarkeit. Und wenn negative Gedanken oder Vorwürfe kommen, unterdrücke sie nicht, aber halte nicht an ihnen fest, jedenfalls nicht jetzt in dieser Minute des Danks. Laß sie vorbeiziehen, atme sie aus. Diese Minute jetzt ist dem Dank gewidmet. Und wenn diese Dankbarkeit in Dir aufsteigt, dann versuche gleichzeitig Bilder aufsteigen zu lassen, die zu tun haben mit diesem „Mama, Du hast mir das Leben geschenkt", „Mama, ohne Dich wäre ich nicht auf dieser Welt", „Mama, so viel hast Du für mich getan" und verbinde Deine Dankbarkeit mit diesen Bildern all dessen, was sie für Dich getan hat.

***

Und dann schau hinter Deine Mutter. Schaue hinter Deine Mutter und dort, dort siehst Du stehen ihre Mutter, die Oma, Deine Oma, die Mutter Deiner Mutter. Und schau auch sie an. Vielleicht hast Du auch an sie Erinnerungen. Was war/ist sie für eine Frau, die Deiner Mutter das Leben geschenkt hat und die Dich vielleicht, wenn Du es noch erleben durftest, liebevolle Großmutter war? Und schau auch sie an. Und wenn es Bilder und Gefühle gibt, vielleicht aus frühester Kindheit, dann laß auch sie vor Deinem innersten Auge Revue passieren. Und versuche auch hier Kontakt zu bekommen mit Deiner Dankbarkeit. Und wenn Du sie nicht persönlich kanntest, so doch die Dankbarkeit eines Enkelkindes an seine Großmutter dafür, daß diese Großmutter seiner Mutter das Leben geschenkt hat.

Und dann stelle Dir stehend hinter der Großmutter die Urgroßmutter vor. Wenn Du kein Bild von ihr hast, dann imaginiere Dir eines oder laß eine eher gesichtslose

Person hinter der Großmutter auftreten. Aber wenn Du sie anschaust, weißt Du, sie ist die Urgroßmutter, die Großmutter Deiner Mutter und die Mutter Deiner Großmutter. Und so stehen drei Generationen von Müttern und Töchtern vor Dir. Und dann imaginiere weiter. Imaginiere auch die Mutter der Urgroßmutter stehend hinter ihr, und deren Mutter, und deren Mutter, und deren Mutter, bis Du die lange Reihe der Ahninnen Deiner Familie mütterlicherseits vor Dir stehen hast. Was sind dies für Gestalten, aus vielen Jahren, aus vielen Jahrhunderten? Große kraftvolle Frauengestalten, kleine ängstliche Frauen, die die Sorgen ihrer Familie trugen, Fürstinnen und Bäuerinnen, Proletarierfrauen und bürgerliche Damen? Egal, was sie waren, sie sind Deine Mütter und ohne sie würde es Dich nicht geben. Und schaue sie alle an, wie sie da stehen, um sich Dir zu zeigen heute an diesem Morgen. Und spüre die mächtige Kraft dieser Reihe der Mütter und wenn Du möchtest, fokussiere das Gesicht der Mutter, aber über die Mutter hinaus Kontakt haltend mit Großmutter, Urgroßmutter und den anderen Ahninnen und verneige Dich ein wenig. Verneige Dich in Demut und Ehrfurcht vor all denen, die heute hierher gekommen sind, um mit uns diesen Raum zu füllen und der Mutter an sich zu danken. Und wenn Du Dich nun vor diesen Müttern verneigst, in Deiner Dir eigenen Art, dann laß uns zu diesen Müttern vielleicht folgende Worte sprechen: „Liebe Mutter, liebe Großmutter, liebe Urgroßmütter, liebe Mütter meiner ganzen Familie: Ich danke euch, ich danke euch dafür, daß ihr es so gut getan habt, so gut wie ihr konntet und daß ihr es weitergegeben habt, mit Liebe und oft mit Schmerzen, bis zu mir. Und auch ich will es weitergeben, so wie es weitergegeben wird vom Anbeginn der Zeiten bis zum Ende der Zeiten."

Und dann, wenn Du den Kopf wieder etwas erhoben hast, stelle Dich mit dem Rücken vor Deine Mutter, so daß Du jetzt auch in dieser Reihe stehst, ob als Mann oder als Frau. Du stehst in dieser Reihe und hinter Dir die Frauen, die geballte, mächtige Kraft der Frauen des mütterlichen Zweiges Deiner Familie. Und spüre, wie diese ganze Kraft, diese Kraft von Jahrhunderten und von Jahrtausenden, von Mutter zu Mutter, von Frau zu Frau, von Ahnherrin zu Ahnherrin in Dich hineinfließt. „Ja, auch ich gebe es weiter, das verspreche ich euch".

Und mit diesem Gefühl, sie alle hinter Dir zu haben, komme langsam wieder zurück in diesen Raum, in diesen Ort, in diese Zeit.

Trance

Ich bitte Dich jetzt, Dich so bequem wie möglich hinzusetzen. Und jetzt versuche einfach, so weit es Dir möglich ist, loszulassen. Wenn Du sitzt: Nimm am besten die Kutscherhaltung ein, Rücken an die Lehne gelehnt, den Nacken losgelassen, den Kopf einfach hängen lassen und den Kiefer locker. Die Hände kommen auf die Oberschenkel, locker abgelegt. Und so lege und laß liegen, den ganzen Leib einfach ablegen. Versuche alle Verkrampfungen, alles was in Deinem Leib fest ist, hart ist in den Ausatem hineinzugeben, es abzuatmen und wenn möglich nur entspannter Leib zu sein, entspannter Leib. Die Arme, die Beine, los lassen, locker lassen. Den Rücken, den Brustkorb los und locker lassen, den Bauch los und locker lassen. Bauch und Genitalien weit und offen, so daß der ganze Leib Gefäß wird für den großen Ein- und Ausatemstrom, daß der ganze Leib Gefäß wird für das Ein- und Ausströmen der Lebenskraft.

Und wenn Du heute, jetzt, Dich ganz leergeatmet hast und ganz entspannt bist, dann öffne Deine inneren Augen, und ich möchte Dich an einen Ort führen, von dem manche Wissenschaftler sagen, an ihm lag die Wiege der Menschheit, an ihm lebte die erste Eva. Wir werden heute aufbrechen zu einem Ort, lange, lange bevor die Zeitrechnung begann, in der Tiefe, in der tiefsten Tiefe des schwarzen Kontinents. Und wenn Du heute die Augen aufschlägst, stehst Du in der Mitte Afrikas auf einem hohen Berg und blickst auf dieses wunderschöne Land, lange bevor der erste weiße Mann seinen Fuß in dieses Land hineinsetzte. Du bist in dieses Land gekommen, um sie zu besuchen, die schwarze Eva, die Urmutter, unsere Urahnherrin. Sie, die hervorgekommen ist aus dem dunklen Schoß der Mutter Erde überhaupt, die mit ihren Gesängen, mit ihrem Blut, die Erde in einen Garten verwandelt hat, in einen Garten Eden und dieser Garten Eden war in Afrika. Schaue in dieses wunderbare Land. Schaue und versuche zu sehen, wo Du hinwillst, wo das Heiligtum, das Sanctum, das Dorf, der Gral ist, in dem die Mutter, die dunkle Mutter und ihre Schwestern und Töchtern leben. Und da hörst Du eine Trommel, eine Trommel, das uralte Gefäß, das uralte Becken der Mutter, mit seinem sich immer wiederholenden langsamen Rhythmus und Du hörst diese Trommel. Sie kommt aus der Tiefe des Waldes, aus der Tiefe der Savanne. Spüre, wie es Dir geht, wenn diese Trommel Deinen Leib berührt. Wo spürst Du diese Trommel, wo merkst Du diese Trommel?

***

Und dann folge dieser Trommel. Steige herunter von Deinem Berg, geh hinunter in die Savanne, geh hinunter in den Wald und suche sie auf. Suche ihre Wohnstätte, das Dorf, die Höhle, den Gral der dunklen Mutter, der schwarzen Mutter. Die Trommeln werden lauter und Du spürst wie die Trommeln Deinen ganzen Leib ergreifen. Wie der Rhythmus der Trommel jede Zelle Deinen Leibes zum Schwingen bringt. Und da siehst Du es vor Dir, was ist es, Deine Behausung der dunklen Mutter in Deinem inneren Afrika? Gral, Höhle, Zelt, Dorf, Baumdorf? Schau sie Dir an, denn bei jedem Menschen wohnt seine dunkle schwarze Mutter an einem anderen Ort. Du wirst empfangen, von den Kriegerinnen, von den Dienerinnen der Mutter und diese bringen Dich zu ihr. Das ganze Dorf ist erfüllt vom Rhythmus der Trommel, vom Gesang der Frauen, durchdrungen von den Düften des Landes. Große kräftige Frauengestalten beherrschen den Ort, wesensmächtige Menschen, verbunden mit ihrem Land, mit ihrer Geschichte, mit ihren Ahnherrinnen und sie führen Dich zum Palast der dunklen Mutter, zu ihrem Zelt, zu ihrer Höhle und sie bringen Dich hinein. Da ist sie nun, die Mutter der Mütter. Schau sie Dir an. Schau sie Dir an, denn sie ist unser aller Mutter. Wie erscheint sie Dir heute, vor Deinem inneren Auge? Trete vor sie, in der ihr angemessenen ehrungsvollen Haltung.

***

Sie begrüßt Dich. Lange hat sie auf Dich gewartet, denn nicht viele kommen zu ihr zurück und daß Du gekommen bist, erfüllt ihr Herz mit Freude, weil jede(r), die zurückkehrt, macht sie freudig. Und sie führt Dich zurück auf den Dorfplatz, wo Vorbereitungen für ein großes Fest im Gange sind, für das Fest Deiner Heimkehr, in Dein schwarzes Paradies.

Und man zieht Dir Deine alten westlichen Kleider aus, man schmückt Dich in blaue Tücher, man schminkt Dich, man bemalt Dich, man behängt Dich mit dem Schmuck derer, die in diesem Dorfe leben. Denn angemessen mußt Du sein bei der großen Initiation in das Wissen der dunklen Mutter. Und wenn Du eingekleidet bist, festlich geschmückt bist für das, was jetzt passieren wird, dann nimmt Dich die Mutter und führt Dich in ein Zelt. Sie führt Dich in ein Zelt und sie bittet Dich, Dich hinzulegen. Leg Dich hin und ich will Dir zeigen, wie Du berührt werden kannst.

Und ihre große warme fleischige Hand streicht über Deinen Körper und sie führt Dich mit ihrer Hand an all die Stellen in Deinem Leib, wo Du festhältst, wo Du Dich nicht hingeben kannst, wo die Kraft, die Du hast, stockt, festsitzt und sie, die größte aller Heilerinnen, löst nun all diese Blockaden in Dir. Sie löst sie mit zarter, kraftvoller Hand und Du spürst, mit jeder Blockade, die sie löst, wie es im Leib stärker strömt, wie Du Dich öffnest, ganz wirst, heil wirst.

***

Und wenn sie fertig ist mit ihrer Leibbehandlung, dann schau ihr ins Gesicht und sie wird Dir sagen, was Du sonst noch alles tun mußt, um ganz, ganz und gar in die Hingabe gehen zu können. „Wie kann ich mich hingeben, schwarze Mutter? Sag es mir."

Und höre hin, denn sie kann Dir so viel sagen.

***

Und nachdem Dein Leib bereitet ist für das Empfangen des Wissens, nachdem Dir die dunkle Mutter das Wissen um die Fähigkeit zu völliger Hingabe offenbart hat, nimmt sie Dich in den Arm und führt Dich wieder aus dem Dorf hinaus. Und sie führt Dich wieder auf einen Berg und auf diesem Berg sitzt Du mit ihr und sie sagt zu Dir: „Meine liebe Tochter (mein lieber Sohn). Bevor wir zum großen Fest, zum großen Tanz hinuntergehen, will ich Dir noch von mir erzählen, von mir und von denen, die nach mir kamen, von den Müttern des Stammes der Stämme, und ich möchte, daß Du es hörst und ich möchte, daß Du dabei ins Land schaust."

Und sie beginnt zu erzählen die Geschichte der Mütter, die Geschichte der Stämme. Lausche auch dieser Geschichte. Was erzählt sie Dir von Urzeiten bis heute? Welches Wissen vermittelt sie Dir, daß Du es weitertragen kannst und Deinen Töchtern, Deinen Söhnen erzählen kannst?

***

Und wenn sie zu Ende erzählt hat, nimmt sie Dich fest in den Arm und gemeinsam schaut ihr in das Land. Und ihr hört die ersten Klänge aus dem Dorf, wo das Fest für Dich beginnt. Und Du machst Dich mit ihr auf den Weg hinunter ins Dorf. Dein Fest, Dein Fest der Heimkehr. Und Du kommst hinein in die Reihe der Tanzenden, derer, die auf Dich gewartet haben. Geh hinein und tanze - heimgekommen.

***

[*Afrikanische Musik*]

***

Heimkehr, *Mutter*, *Kraft*, *Mächtigkeit* - Pulsatilla.

Mit dem Gefühl des Erlebten tief in Deinem Herzen, komme jetzt langsam wieder zurück, zurück an diesen Ort, zurück in diese Zeit.

Sepia

Die Reise zur Hohepriesterin der Amazonen

Meditation

Setz Dich bequem hin. Die Augen schließen, die Hände locker in den Schoß legen. Im Gegensatz zur Trance ist bei der Meditation die Aufrechte der Wirbelsäule eine wichtige Voraussetzung. Und einfach ganz in Deinen Ein- und Ausatem hineingehen. Soweit es möglich ist, die Dinge loslassen, die Dir heute schon begegnet sind und einfach im Ein- und Ausatmen sein. Und wenn es Dir gelungen ist, etwas zur Ruhe zu kommen, dann laß vor Deinem inneren Auge, um Dich herum, eine Pyramide entstehen, aus *lila* Licht.

Du hüllst Dich ganz ein in eine Pyramide aus lila Licht, die Dich ganz umgibt, Dich ganz einschließt, mit ihren Strahlen. Und Du sitzt, von dieser Pyramide völlig geschützt gegen alle Eingriffe und Angriffe von außen. Diese Pyramide umgibt Dich mit ihrer undurchdringlichen Kraft. Aber sie umgibt Dich nicht nur, sondern sie strahlt ihr Licht auf Dich ab, so daß sich das ganze Innere der Pyramide ebenfalls mit dem lila Licht ausfüllt.

Das Licht hält auch nicht an Deiner Haut an, sondern dringt in Dich hinein und füllt Deinen ganzen Leib aus, so daß jetzt auch das ganze Innere von diesem lila Licht widerscheint. Seine Kraft und seine Heilsamkeit durchdringen Deinen ganzen Leib und besonders im Becken kannst Du dieses lila Licht konzentrieren. Hier, an diesem Ort Deiner Kraft, konzentriert sich dieses lila Licht zu einem großen wallenden Ball. Und Du spürst die Kraft und das Heilsame an diesem Licht und dann atmest Du das Wesen ein des Wortes *Kraft*. Beim Einatmen denkst Du und atmest das Wesen des Wortes *Kraft* ein, mit einem tiefen Atemzug, als wenn Du diese Energie aus Deiner Umgebung in Dich hineinsaugst.

Und bei der Ausatmung atmest Du das Wort und das Wesen *Würde* aus. Bei der Einatmung die *Kraft*, bei der Ausatmung die *Würde*, so als ob Dein Ausatem in die lila Pyramide zusätzlich die Qualität der *Würde* hineingibt. Beim Einatmen die *Kraft*, beim Ausatmen die *Würde*.

***

Und fülle Dich ganz auf mit der *Kraft*, die Du einatmest und umgib Dich ganz mit der *Würde*, die Du ausatmest. Spüre, wie diese *Würde* Deinen Leib aufrichtet, wie sie Dich umgibt, mit all ihrer Unangreifbarkeit.

***

Und dann laß langsam die Worte wieder los, aber löse nicht die Pyramide um Dich herum auf, sondern laß sie bestehen, und trage sie auch über unser Treffen hinaus um Dich herum. Dann atme noch einmal tief ein und aus, und öffne wieder Deine äußeren Augen.

Trance

Die Augen schließen. Ganz hineintauchen in den großen Ein- und Ausatemstrom. Versuche, soweit wie möglich, alles loszulassen, was Dir heute begegnet ist und was Dich heute schon bewegt hat. Laß dann, beginnend am Kopf, Deinen Leib Teil für Teil los. Laß die Stirn los: sie braucht jetzt keine Falten mehr. Laß die Augen ganz los; die äußeren Augen ganz geschlossen; die Gesichtsmuskeln und den Kiefer, ganz locker und ganz weit werden lassen. Auch der Nacken muß den Kopf nicht mehr halten, auch den laß einfach fallen. Und die Schultern werden leicht, sie müssen die Arme nicht halten, die Arme liegen auf den Oberschenkeln auf. Auch die Hände müssen nichts mehr festhalten, sie sind offen.

Wir lassen, so gut es geht, auch den ganzen Rücken los, ganz freiwerden lassen. Brust und Bauch, weit und frei. Und auch das Gesäß, den Anus und die Genitalien ganz loslassen. Oberschenkel, Knie und Unterschenkel ganz loslassen und auch die Füße, die wenn möglich mit ganzer Fläche auf dem Boden aufgesetzt sind, müssen nichts mehr von selbst halten. Der entspannte Körper hält sich selbst.

Und wenn wir heute, an diesem Morgen, unsere inneren Augen aufschlagen, dann befinden wir uns in einer weiten Steppe. Wir befinden uns in einer weiten Steppe vor vielen tausend Jahren in Kleinasien. In einer Steppe, wo eines der herrlichsten und freiheitsliebendsten Völker lebt und liebt, in der Steppe des Volkes der Amazonen. Und wir werden heute eine Reise zu ihren Tempeln machen.

Schau Dich um in dieser Steppe, wie erlebst Du sie? Was für ein Wetter ist, wenn Du Deine Augen aufschlägst und wie sieht Deine Steppe aus? Nimm sie genau wahr und schau, wie sie sich Dir darstellt.

Und dann schau und höre, denn Du hörst ein Wiehern. Und über diese Steppe kommt Dein Pferd angaloppiert. Schau ihm entgegen und nimm wahr: Wie nähert es sich Dir an? Wie sieht es aus, in welchem Zustand ist es? Wie sieht Dein Pferd aus - wie gesund und kräftig, wie lebensfroh und frei ist Dein Pferd?

***

Lange hat es auf Dich gewartet, um Dich zur Höhle der Göttin zu tragen. Und nun bist Du endlich gekommen. Wenn Du Dein Pferd begrüßt hast, dann steig auf, wenn es Dich tragen kann. Wenn es aber zu schwach sein sollte, dann lauf einfach neben Deinem Pferd her. Dein Pferd führt Dich nun über die Steppe. Es führt Dich über die Steppe, es trägt Dich über diese Steppe und in der Ferne siehst Du schon die Berge eines gewaltigen Gebirges aufsteigen, das am Ende dieser Steppe beginnt. Und Du näherst Dich diesem Gebirge immer mehr und mehr, und am Rande dieses Gebirges siehst Du die Zelte des Volkes stehen, das wir heute besuchen wollen, das Volk der Amazonen. Und Du reitest in das Lager hinein und schaust Dir dieses Volk an. Wie sieht es aus, Dein inneres Amazonenvolk? In welchem Zustand sind Deine Kriegerinnen und Krieger? Ist Dein Volk ein mächtiges Volk oder sind sie schwach und geschlagen? Schau Dir dieses Volk an und laß Dich von ihm begrüßen und begrüße es selbst.

***

Und dann wird die Atmosphäre unterbrochen vom Klang von Hörnern und es entsteht eine Gasse unter den Menschen und zu Deiner Begrüßung schreitet sie heran: die Hohepriesterin des Volkes, die oberste Dienerin der Mutter. Geh auf sie zu, laß Dein Pferd zurück und begrüße sie, die oberste Priesterin des Volkes, wie es ihr gebührt. Denn sie wird mit Dir das sepische Mysterium vollziehen.

***

Schau sie Dir genau an, in ihrer ganzen Kraft, in ihrem ganzen Wissen. Und dann folgst Du; folgst Du zur großen Höhle, in der sich die Räume der Initiation verbergen; folgst Du und läßt Dich ein, auf sie und ihren Weg. Trete nun ein in die Höhle, in eine Höhle aus dunklem schwarzen Stein und geh hinter der Priesterin her, bis diese Höhle in eine große unterirdische Halle mündet. Diese Halle ist erleuchtet von vielen Fackeln und diese Halle hat vier Türen, die in vier Räume führen.

Und die Priesterin führt Dich zum ersten Raum. Es ist der Raum der verletzten Würde. Sie berührt Dich an Deiner Schulter und läßt Dich nun diesen Raum betreten. Atme tief durch, faß allen Mut zusammen und betrete diesen Raum, in dem Dir all die Bilder und all die Szenen begegnen werden, wo Deine Würde am schwersten und am tiefsten verletzt worden ist. Und schau Dir all diese Szenen, soweit Du es aushalten kannst, noch einmal an.

***

Vielleicht reicht die Zeit nicht, um allen Bildern zu begegnen, aber es ist wichtig, daß Du noch einmal Zugang bekommst zu dem Gefühl und zu der Präsenz, die Du hattest, als Dir das passiert ist. Denn wenn Du nun diesen Raum wieder verläßt, dann geh zur Priesterin und schau sie an und frag sie:

„Weise Frau, was kann ich tun, damit all diese Wunden heilen können?"

Und sie wird Dich anschauen mit ihren liebevollen und weisen Augen und Dir eine kurze, aber ehrliche und treffende Antwort geben. Höre sehr genau hin auf diese Antwort, denn sie kann vieles in Deinem Leben verändern.

***

Wenn Du die Antwort der Priesterin der Mutter erhalten hast, dann betrete den zweiten Raum, den Raum der Freiheit. Und begegne in diesem Raum den Situationen, wo Du die Freiheit in allergrößtem Maß einmal erlebt hast. Aber begegne in diesem Raum auch den Bildern der Freiheit, die in Deinem Leben möglich wäre. Atme wieder tief ein und betrete, die Priesterin hinter Dir wissend, diesen Raum der Freiheit. Schau Dir die Bilder an, wo Dir Freiheit begegnete, aber schau Dir noch genauer die Bilder an, wo sie Dir überall begegnen könnte.

***

Wenn Du diese Bilder betrachtet hast, dann trete nun wieder heraus aus diesem zweiten Raum und wieder wirst Du der Priesterin begegnen und diesmal stellst Du die Frage:

„Priesterin, was muß ich tun, um diese Freiheit zu erlangen, um diese Freiheit wirklich schmecken zu können, die mir hier in diesen Bildern begegnete?"

Und wieder lausche, denn kurz und prägnant wird sie Dir wieder antworten.

***

Und wenn Du Antwort bekommen hast, dann trete in den dritten Raum, den Raum der Würde. Und begegne in ihm den Bildern und Zuständen in Deinem Leben, wo Du ganz in Deiner Würde warst, wo sie durch Dich hindurch schimmerte und Dich umgab mit ihrer so eigenen Aura. Schau Dir diese Situationen an, aber schau Dir auch die Bilder an, wie es sein würde, wenn Du ganz von Deiner Würde durchdrungen wärst. Laß Dir auch die Bilder dieser Vision nicht entgehen.

***

Nimm Kontakt auf zu dem Gefühl, wie es sich anfühlt, ganz in seiner Würde zu sein; ganz umgeben von dieser wunderbaren, kräftigen Energie.

***

Und wenn Du auch diesen Bilder und Gefühlen begegnet bist, dann komme auch aus diesem dritten Raum wieder heraus. Und wieder die Frage an die Priesterin, die zu stellen ist: „Was muß ich tun, um immer und ganz in dieser Würde sein zu können?"

Und wieder wird sie Dir kurz und prägnant antworten, vielleicht nur mit einem Wort. Aber dieses Wort kann Weg und Öffnung sein.

***

Und wenn Du die Antwort vernommen hast, dann nimmt sie Dich an die Hand und führt Dich in den letzten Raum. Und dieser letzte Raum ist das Sanctum der Höhle. Es ist der Ort, wo das Heiligtum der Mutter, der Göttin zu finden ist. Trete in diesen Raum hinein und schau Dir an, wie Dein inneres Heiligtum der Göttin, der Mutter, beschaffen ist. Trete in dieses Heiligtum hinein und sei in ihm präsent, wie es für Dich gut ist. Schau es genau an und merke es Dir. Wie sieht es aus? Gibt es Bilder, Steine, Statuen? Präge es Dir ein, daß Du jederzeit wieder zurückkommen kannst in diesen Raum, wenn Du ihn braucht, wenn Du Schutz brauchst.

***

Und dann tritt die Priesterin auf Dich zu und sie hält einen Gegenstand in ihren Händen, den sie Dir übergeben möchte, zum Ende dieser Reise. Einen Gegenstand der Kraft, der Dich schützen wird und behüten wird. Und sie gibt Dir diesen Gegenstand, damit Du ihn immer bei Dir haben kannst. Und sie legt Dir ihre Hände aufs Haupt und segnet Dich zum Abschied. Sie segnet Dich mit den Worten der Mutter. Schau und fühl diesen Gegenstand der Kraft und höre ihre Worte des Segens.

***

Behalte den Gegenstand der Kraft gut bei Dir und entferne Dich nun langsam aus Sanctum und Höhle. Denn vor dieser Höhle, dort wartet schon wieder Dein Pferd und freut sich, daß Du diese Reise hoffentlich gut überstanden hast. Es begrüßt Dich, weil es sich freut, Dich wieder tragen zu dürfen. Setz Dich nun wieder auf Dein Pferd. Sag „Lebewohl" zu Deinen Brüdern und Schwestern aus dem Volk der Amazonen und reite zurück in diese Zeit, in dieses Leben, in diesen Zustand Deiner Realität. Aber vergiß nie: Es gibt auch diese andere Realität, in der Du auch bist und sein kannst und in die Du jederzeit zurückkehren kannst, wenn Du sie brauchst, ihre Kraft, ihre Freiheit; ihre Freiheit und ihre Würde. Und kehre wieder zurück in diesen Raum und in diese Zeit. Atme tief ein und räkle Dich.

Silicea

Die Reise ins Eisschloß von Väterchen Frost

Meditation

Ich bitte Dich wie gewohnt, für die Nährmeditation eine aufrechte Haltung einzunehmen, wenn möglich so, daß der Sitzhöcker wirklich der Bereich ist, auf dem Du sitzt. Alle Rückenkranken, über 40-jährigen und Silicea-Opfer oder Siliceakranken dürfen sich anlehnen. [Denn wenn Silicea mit einer Sache Schwierigkeiten hat, dann ist es ihre Wirbelsäule, denn die besteht ganz viel aus Kieselsäure und wenn man Menschen Silicea gibt, können sie sich besser aufrichten. Also Silicea stärkt die Aufrichtekräfte.]

Also stelle Dir vor, Deine Wirbelsäule ist durchdrungen von wunderbaren Siliceakräften, der Strukturkraft der Welt, das aus was das Gerüst unserer Welt gebaut ist. Das gibt Dir Kraft und richtet Dich auf. Also Du spürst in Deinem Rückgrat die Kraft des Kiesels. Du spürst, wie vielleicht Deine alte und müde Wirbelsäule durchdrungen wird von dieser Kieselkraft. Und dann imaginierst Du vor Deinem inneren Auge, wie aus Deinem Anus Wurzeln wachsen; Wurzeln wachsen, die in den Boden dieses Raumes hineinranken, die sich im Boden dieses Raumes verwurzeln und einen sanften Zug in den Boden geben. Und anschließend stellst Du Dir vor, daß ähnliche Wurzeln aus Deinem Scheitel heraussprießen und sich um die Lampen dieses Raumes winden, so daß Du wie von selbst ohne Kraft, von den Wurzeln gehalten, sitzen kannst - ohne Anstrengung, ohne Schmerz, aufrecht, locker. Laß Deine Schultern los, halte nichts mehr in den Schultern fest und versuche ganz, in den Ein- und Ausatemstrom hineinzukommen.

Und dann rufe mit zarter, feiner, liebevoller Stimme in Dich hinein. Rufe nach Deinem kleinen frierenden Kind; nach Deinem kleinen frierenden Kind, das die Mutterliebe, die es so dringend brauchte, die Milch, die es so notwendig gehabt hätte, um zu wachsen, die Zuversicht in sich selbst, nicht bekommen hat. Rufe nach Deinem kleinen Kristallwesen. Rufe nach Deinem kleinen Frostkind. Rufe nicht zu laut, denn Lautstärke verängstigt. Rufe ganz zart, ganz leise. Und wenn Du leise genug rufst, dann wird sich dieses kleine, frierende Wesen zeigen. Es wird vor Deinem inneren Auge Gestalt annehmen. Schau Dir dieses kleine Wesen an. Wie alt ist es? Vielleicht gerade gezeugt, vielleicht schon 5, 6 Monate herangereift im Uterus, im Mutterschoß, vielleicht aber auch schon geboren: Säugling, Kind, Jugendlicher. Aber vielleicht begegnet Dir auch ein schüchterner, pickliger Teenager. Wenn Dir Dein inneres frierendes Siliceawesen begegnet ist, dann frage dieses Wesen:

„Was kann ich Dir geben, damit Du Dich wärmen kannst? Was kann ich Dir geben, damit Du endlich lebendig werden kannst? Was kann ich Dir geben, damit Du Ja sagen kannst zum Leben und zum Fließen. Was kann ich Dir geben, daß Du keine Angst mehr haben mußt vor Wärme und Liebe?“

Frage Dein inneres, frierendes Kind und höre, um was es Dich bittet.

***

Und wenn das Kind Dir die Dinge genannt hat, die es von Dir haben möchte, und es sind mehr als zwei Dinge, dann frage dieses Kind noch einmal: „Was sind die beiden wichtigsten Dinge, um Deinen Weg ins Leben antreten zu können?“

Und laß Dir noch einmal diese beiden wichtigsten Dinge, die primärsten Wünsche offenbaren.

***

Und diese beiden Dinge nimm dann und lege sie zusammen in Deine offenen Hände, beide Begriffe nebeneinander. Und laß aus diesen Begriffen für Dein inneres frierendes Kind eine Farbqualität entstehen, eine Farbqualität aus beiden Begriffen. Eine Farbqualität, die geprägt ist mit beiden Qualitäten, imprägniert ist mit beiden Elementalen dieser Begriffe.

***

Und dann prüfe diese Begriffe, welcher Begriff besser zur Einatmung paßt, um geatmet zu werden vom Kind zu Dir, und welcher Begriff besser zur Ausatmung paßt, um geatmet zu werden von Dir zum Kind. Und dann nimm die Farbqualität und bau um Dich und das Kind eine Pyramide. Eine Pyramide aus dem Licht, das entstanden ist aus den Begriffen. Bau diese Pyramide kraftvoll, daß Dich das Licht wirklich umschließt und stelle Dich und Dein frierendes Kind unter diese Pyramide.

Und dann laß die Farbe dieser Pyramide nicht nur Dich umgeben, sondern regelrecht in das Innere der Pyramide hineinstrahlen. Spüre die Lebendigkeit und Wärme des Lichtes, spüre, wie sie zart Deine Haut streichelt und dann aber auch in Dich eindringt; aber nicht gewaltsam eindringt und nicht eindringt, ohne Grenzen wahrzunehmen, nicht eindringt um überzuschwappen, sondern vorsichtig, unendlich vorsichtig und unendlich sanft. Wie die Finger eines Kindes vorsichtig tasten, gehen die Strahlen durch Deine Haut hinein und streicheln, streicheln sanft eine jede Deiner Zellen.

Und dann, wenn Du ganz ausgefüllt bist von diesem Licht, von dieser Farbe, dann schau ganz liebevoll und intensiv und annehmend auf Dein frierendes Kind. Und stelle Dir jetzt vor, zwischen dem Herz Deines frierendes Kindes und dem Deinen entsteht aus der gleichen Farbqualität ein Strahl, eine Verbindungslinie. Und über diesen Strahl, über diese Verbindungslinie fange jetzt an, zart und nicht zu fordernd, den ersten Begriff durch das Herz des Kindes einzuatmen zu Dir und den zweiten Begriff auszuatmen zum Kind hin. Tu das nicht schematisch, sondern tu es mit großer Präsenz und achte immer auf das Kind dabei, ob die Energie, die Du ihm gibst, ihm nicht zu viel ist, ob Dein Atmen nicht zu inbrünstig ist. Achte darauf, daß Du dieses Kind nicht erschreckst, nicht bedrohst, mit dem, was Du ihm geben willst. Versuche genau herauszufinden, wieviel ist gut für dieses Kind, daß Du es nähren kannst, ohne es zu überschwappen, daß Du es lieben kannst, ohne ihm Angst zu machen, es könne zerfließen. Und bleibe einige Male bei dieser Ein- und Ausatmung.

***

Und dann, wenn Du das nächste Mal einatmest, atme Dein Kind ganz in Dich hinein. Atme Dein Kind in Dich hinein, nimm es auf in Dein Herz und halte es ganz fest. Nicht zu fest, weil Du weißt: zu fest macht wieder Angst; zu fest macht Angst, zu zerspringen, zu zersplittern. Halte es siliceagemäß fest, ganz zart, ganz fein, ganz liebevoll, aber durchdrungen mit ganz viel Sicherheit; Sicherheit, nie mehr frieren zu müssen; Sicherheit, nie mehr etwas tun zu müssen, was Du nicht selbst brauchst und Sicherheit, ab heute nicht mehr alles richtig machen zu müssen, nur um geliebt zu werden. Und wenn Du diese Ideen, diese Energien in Deine letzte Umarmung legst, dann kann sich Dein frierendes Kind sicher fühlen und es kann die Wärme spüren, die es bisher immer so vermißt hat. Halte Dein Kind fest. Gib ihm diese Sicherheit, auch wenn Du jetzt langsam wieder zurückkehrst in diesen Raum, auf diesen Platz, in diese Zeit. Und versprich Deinem frierenden Kind, es ab heute immer zu wärmen. Komm langsam wieder zurück, atme zwei/dreimal durch und entspanne Dich.

Trance

Dann bitte ich Dich, Dich bequem hinzusetzen / hinzulegen. Am besten die Hände auf die Oberschenkel legen, den Kopf einfach fallen lassen und so weit es Dir möglich ist, Dich meinen Worten anzuvertrauen. So weit es Dir möglich ist - wobei jeder Widerstand auch richtig und gut ist und nicht übersprungen werden darf - Dich den Worten hingeben. Wenn Dich irgendetwas beängstigt, wenn Dir irgendetwas unangenehm ist, wenn irgendwelche Empfindungen, Bilder oder körperlichen Sensationen auftreten, die Dir Angst machen: einfach tief durchatmen und die Augen öffnen. Und alles, was beängstigt, wird weg sein. Alles, was zu viel ist, wird aufhören. Einfach Deine zarten Grenzen ernst nehmen. Und versuche, so weit es geht, Dich in Deiner Haltung zu entspannen, ganz hineinzusacken auf den Sitz oder auf die Erde, auf der Du liegst und Deinen Leib loszulassen. Die Augen zu schließen, den Kopf schwer werden zu lassen. Die Arme müssen nichts mehr halten, sie dürfen einfach liegen, sie müssen nichts mehr tun. Die Füße liegen einfach auf dem Boden und Du versuchst, Dir ein entspanntes und wohlig warmes Gefühl einzubilden. Du imaginierst Dir ein warmes Gefühl im ganzen Leib, das aber nicht zu heiß wird - um Dich nicht wieder in den Widerstand zu treiben. Es ist ein Gefühl wie ein Frühlingswind, ein zarter Wind, der die ersten Maiglöckchen aus der Erde bringt, der die ersten zarten Blüten animiert, aufzugehen. Es ist ein ganz zarter Wind, als wenn Dich Dein kleiner Freund das erste Mal anpustet, ganz zart und diese zarte Wärme durchfließt Deinen Leib. Sie bedroht Dich überhaupt nicht, sie möchte Dich nur wärmen, ganz zart wärmen. Und Du spürst, wie diese Wärme sich über Deinem Leib ausbreitet, in

Deinem Leib ausbreitet und Dir ein Gefühl von Angenommensein, Geborgenheit und Sicherheit gibt. Ich verspreche Dir, Deine Grenzen zu wahren. Ich verspreche Dir, Dich nicht zu manipulieren und ich verspreche Dir, Dich mit meinen Worten nicht zu überschwappen. Du kannst, wenn Du möchtest, diesen Worten einfach nur folgen, so, als wenn wir ein Märchenbuch aufklappen und ich Dir die Geschichte vom Väterchen Frost vorlese.

Wenn Du ganz entspannt bist und Deine inneren Augen öffnest - innere Augen, die keine Siliceabrille brauchen; innere Augen, die ganz klar die Welt sehen - dann befindest Du Dich in einem fernen Land. In einem Land, in dem tiefer Winter ist und in dem es sehr kalt ist. Aber Du, Du sitzt in einer wunderbaren Kutsche, eingemummelt in die wärmsten Felle, eine Wärmflasche an Fuß und Bauch, und Du fährst in diesem wunderschönen Schlitten, gezogen von weißen Elchen, durch eine veschneite und verfrorene Winterlandschaft. Vorne auf dem Kutschbock sitzt der alte treue Kutscher, und das Glöckchenspiel der Rentiere gibt der ganzen Atmosphäre etwas zauberhaftes, etwas zauberhaft Liebliches, Zartes, Helles. Wie sauber sieht dieses Land aus, durch welches Du fährst? Alles, was krank ist, alles was modrig ist, alles was nicht zart und rein ist, ist zugedeckt unter dem Schnee und dem Eis des Winters. Alles ist etwas tot, aber unendlich schön. Alles ist sehr kalt, aber unendlich strukturiert. Und Du genießt diese Struktur und Du genießt diese Ordnung und Du genießt diese Sauberkeit. Und so fährst Du in nicht zu wilder Fahrt durch Wälder, weiß wie mit Puderzucker überstreut, an großen Seen vorbei und über viele Hügel, sanfte Hügel, wo Dir bei der Abfahrt keine Angst aufkommt.

***

Und in der Ferne siehst Du in den Strahlen der aufgehenden Sonne sich spiegelnd ein wunderbares Schloß, ein Schloß aus reinen Bergkristallen. Das Schloß, in dem Väterchen Frost wohnt. Väterchen Frost, der alte Zauberer des Winters, der die Welt einhüllt, der sie schützt und wärmt durch seine Eiskruste. Der alte Weise des Nordens, der die Völker des Nordens durch den Winter führt. Zu ihm möchte ich Dich heute führen, damit Du mit ihm vielleicht der Tiefe Deiner Silicea-problematik begegnen kannst. Und das Schloß kommt immer näher, das Schloß wird immer schöner, und Du hast noch nie ein so perfektes, ein so klares, ein so unverschnörkeltes Bauwerk gesehen, aus reinem Kristall, ewig und unvergänglich, wenn nur der Frost bleibt. Schön und glänzend, transparent und zart steht es vor Dir. Der Schlitten hält, Du mummelst Dich aus Deinen Fellen, ziehst den warmen Mantel aus weißem Fell zusammen und springst, zart und zerbrechlich, aus Deinem Schlitten. Und da kommt er Dir entgegen, der liebevolle Alte mit seinem langen weißen Bart und seinen liebevollen, glasklaren Augen. Und er nimmt Dich in den Arm und sagt Dir: „So lange habe ich auf Dich gewartet. So lange habe ich gehofft, daß Du kommen wirst, um Deiner eigenen Kälte, Deiner eigenen Angst, Deiner eigenen Zartheit und Grenzenlosigkeit begegnen zu können."

Und er führt Dich in seinen wunderbaren Kristall-palast, der voll ist mit schönsten Skulpturen aus Schnee und Eis, der unendlich schön ist, aber in dem nichts wirklich lebt. Es gibt wunderbare Blumen aus Eis, aber es gibt keine Blume aus Fleisch und Blut. Und er nimmt Dich an die Hand und führt Dich in den Palast. Und er schaut Dich wiederum an und sagt zu Dir: „Willst Du wirklich sehen, warum Du bist wie Du bist? Willst Du wirklich sehen, warum es in Dir so viel Angst gibt, lebendig zu sein? Spüre in Dich hinein, ob Du wirklich sehen willst, ob Du wirklich die Siliceabrille aufsetzen willst oder ob Du lieber bleiben willst wo Du bist: kühl, aber sicher." Wenn Du zu Deinem Väterchen Frost sagen kannst: „Ja ich will sehen", dann geh mit ihm mit, weil er wird Dich in innere Räume führen, wo Du vielleicht Antworten findest.

Und er führt Dich in den Keller des Schlosses, in den Keller, in die Tiefe der Seele. Es wird dunkler. Es wird dunkler und es wird noch kälter und Du kommst an eine Tür, die alt und schwer ist, uraltes Eis. Und Väterchen Frost öffnet diese Tür und Du schaust in diese Tür hinein und Du siehst in diesem Raum einen Embryo. Einen Embryo, der klein ist und zart, unendlich zart und durchsichtig. Wie sieht er aus, Dein Embryo?

***

Und dann siehst Du um den Embryo herum eine Gebärmutter. Dieser Embryo schwimmt in einer Gebärmutter und es ist die Gebärmutter Deiner Mutter. Und Du spürst, wie die Gebärmutter von Ängstlichkeit erfüllt ist - die Ängstlichkeit einer Mutter, deren größte Angst es ist, irgendetwas in dieser Schwangerschaft falsch zu machen, die Angst hat bei jeder Bewegung, die Du tust. Und Du möchtest Dich eigentlich bewegen, aber Deine Bewegungen tun ihr weh [Silicea ist ein wichtiges Mittel bei zu schmerzhaften Kindsbewegungen]. Doch Du willst Deiner Mutter nicht weh tun, Du willst ja, daß sie Dich lieb hat. Also hast Du Dich entschlossen, Dich nicht zu bewegen. Du bist in diesem Leib und es fröstelt Dir, weil Deine Mutter kann Dir so wenig Wärme geben. Du möchtest Dich bewegen, Du möchtest lebendig sein, aber Du kannst Dich nicht bewegen, denn Du möchtest ja nicht, daß Deine Mutter Schmerzen leidet. Und Du spürst die Angst Deiner Mutter, daß sie irgendetwas falsch macht, was Deinem Kind, ihrem Kind, Schaden zufügen könnte. Du bist wohl behütet in diesem Uterus, und alle machen alles richtig, auch Du. Schon im Uterus willst Du ein braves Kind sein, ein unauffälliges Kind, und Du legst Deinen lebendigen, Deinen heißen, Deinen feurigen Lebenskern in ein Tiefkühlfach, Du frierst Deine Lebendigkeit ein. Du legst den Grundstock für ein Leben in Ordnung, für ein Leben, ohne andere zu belästigen, weil Du die Grunderfahrung gemacht hast: wenn ich mich bewege, wenn ich mich zeige, wenn ich lebe, störe ich, schaffe ich Unordnung und vielleicht auch Schmerz. Da spürst Du die warme Hand von Väterchen Frost auf Deiner Schulter, und Du spürst in dieser Hand die Aufforderung, Dich dieses Kindes anzunehmen. Geh auf diesen Embryo zu und nimm ihn in den Arm. Wärme ihn, umhülle ihn, hauche ihn an und sage ihm:

„Du darfst Dich bewegen, Du störst mich nicht, wenn Du Dich bewegst, ich liebe Deine Lebendigkeit und ich werde Dir den Raum erkämpfen und den Raum schützen, damit Du so lebendig und ekstatisch sein kannst wie Du möchtest."

Und Du nimmst Deinen kühlen ängstlichen Embryo in die Hand und Du nimmst ihn mit aus diesem Zimmer heraus und Du wirst ihn nie mehr kalt werden lassen. Du wirst ihn nie mehr alleine lassen.

***

Und Väterchen Frost führt Dich zusammen mit Deinen Embryo aus diesem Raum heraus, und er führt Dich zu einem zweiten Raum. Und wenn Du diesen zweiten Raum in Deinem Keller betrittst, ist dieser Raum schon etwas heller und er ist wunderschön, weiße Gardinen, weiße Stoffe, eine große Ordnung beeindruckt Dich beim Eintreten in diesen Raum. Es ist Dein Säuglingszimmer. Es ist ordentlich, es ist hell, es ist weiß, es ist sauber und in der kleinen Wiege in der Mitte des Raumes liegt ein kleiner Säugling. Er schreit nicht, denn er möchte ja nicht auffallen. Er bewegt sich fast nicht, denn er möchte nicht die Ordnung der Wiege stören, und er wartet auf sein Fläschen, aber er wartet schon lange und er weiß, diese Flasche wird ihm nicht das geben, was er eigentlich braucht, die Liebe und die Energie seiner Mutter. Weil seine Mutter aufgehört hat zu stillen, seine Mutter war zu schwach, um ihn zu stillen und hatte auch Angst vor den vielleicht lustvollen Gefühlen, die ihr dieses Stillen verursachte und die nicht sein durften, weil Stillen ja etwas unendlich Reines ist, und sie hatte auch nicht die Ausdauer, diesem kleinen, schwächlichen Kind die Brust immer wieder anzubieten, bis dieses kleine schwächliche Kind sich an die Brust gewöhnt hat. Und nun liegt dieses Kind dort, in einem wunderschönen Raum, in einem wunderschönen Bett, aber unendlich einsam. Und es friert, es friert eine innere Kälte und es dürstet, es dürstet einen inneren Durst, einen Durst nach Liebe, nach Wärme, nach Haut. Geh zu diesem Kind, und nimm auch dieses Kind aus seiner Wiege heraus. Und egal ob Du Mann oder Frau bist, öffne Deine Bluse, leg Deine Brust frei und nimm dieses Kind und leg es an Deine Brust und nähre es. Gib ihm durch Deine Brust alle Milch, alle Liebe und auch alle Lust, die Du empfindest, wenn dieses Kind an Deiner Brustwarze saugt und gib ihm die Sicherheit: Freude, Lust, Fließen ist nichts unanständiges. Es ist elementare Menschennahrung. Stille Dein Kind. Es ist nie zu spät für eine glückliche Stillzeit.

***

Nun hast Du auf dem einen Arm Deinen Embryo und auf dem anderen Arm Deinen Säugling. Aber es gilt noch ein drittes Zimmer zu betreten, das Zimmer Deiner Jugend. Und auch dieses Zimmer ist wieder geprägt von Klarheit und Ordnung. Wenig liegt in diesem Zimmer herum, wenig ist unaufgeräumt. Es ist das Zimmer eines fleißigen und ordentlichen 13- bis 14-jährigen jungen Menschen. Und Du siehst diesen Menschen am Schreibtisch sitzend, über seinen Büchern studierend bis in die Nacht, ab und zu einen kleinen Blick in einen zarten Liebesroman werfen, und dieser Mensch ist auch einsam, ist auch alleine, denn er geht nicht in Discos, weil er Angst hat vor der Berührung. Und er hat Angst, wenn er nicht von morgens bis abends lernt, wird er die Pflichten der Schule nicht bestehen. Er hat Angst, nicht geliebt zu werden von Vater und Mutter, wenn sein Zeugnis nicht Ausdruck einer großen Perfektion ist, und er hat Angst vor all den Gefühlen und vor all den Stürmen, die entfacht werden könnten, wenn er sich wirklich berühren läßt. Und vor so viel Angst und vor soviel Fleiß und vor soviel Seinmüssen hat er sich in diesem Zimmer vergraben. Er lebt ein Leben aus zweiter Hand. Ein Leben zwischen Geigenunterricht, Mathematik, Hausaufgaben, Ordnung halten und den Eltern gefallen wollen. Nun geh auch diesem dritten Menschen. Schau ihn an und bitte ihn, mit Dir mitzukommen. Bitte ihn, mit Dir mitzukommen aus dem Raum heraus, und wenn Du nun alle diese drei Silicea-Teilpersönlichkeiten von Dir vereint hast, dann tritt Väterchen Frost vor Dich, und er nimmt einen wunderschönen bestickten Beutel aus seiner großen Manteltasche, und in diesem Beutel ist reiner Elfenstaub, zarter Staub aus ganz fein zerriebenen Bergkristallen, von den Zwergen der Erde herausgebracht, von den Elfen zerrieben zu großem Zauber, und er nimmt diesen Staub und wirft ihn über Dich und mit einem Mal merkst Du, wie Dir ganz warm wird. Wie der Embryo anfängt zu strampeln und zu ruckeln, zu singen und zu glucksen. Wie der Säugling anfängt zu schmatzen und zu saugen und reflexartig vor Lust seinen kleinen Leib zusammenziehen und wie eine Amöbe auseinanderschnellen zu lassen, und Du siehst, wie der Jugendliche anfängt zu singen und zu pfeifen und zu tanzen, und Du hörst, wie Väterchen Frost zum Abschied Dir ein leises „Wage, zu leben" zuraunt. Und Du siehst, wie der Staub das Schloß und die Welt um Dich schmelzen läßt und wie aus dem Schnee die erste zarte Blume, das erste Schneeglöckchen emporkommt und wie eine warme Sonne am Himmel erscheint und Du spürst, Du hast keine Angst vor dieser Sonne. Du hast keine Angst vor dieser Sonne, Du hast keine Angst vor diesem Leben, Du hast keine Angst vor diesem Zerfließen und Du erlebst, wie sich die Landschaft um Dich herum verwandelt in ein blühendes, warmes, in der Frühlingssonne dampfendes Paradies, ein Ort der Lebendigkeit, des Lebens und des Fließens. Und Du weißt, Du wirst diese Teilpersönlichkeiten nicht wieder in die Tiefkühltruhe legen. Du wirst sie pflegen und hüten, und Du brauchst keine Angst mehr davor zu haben, zu leben.

„Aude vivere" - Wage zu leben.

Behalte dieses Gefühl tief in Deinem Herzen fest. Behalte die Silicea-Teilpersönlichkeiten, denen Du heute begegnet bist, in Deinem Herzen fest. Komme langsam wieder zurück in diesen Raum, in diese Welt, atme tief aus und ein.

Staphisagria

Der Film vom Ritter und vom Delphin

Meditation

Versuche die Wirbelsäule aufrecht zu halten. Die Füße berühren mit der gesamten Auflagefläche der Sohle den Boden. Hände entweder verschränkt im Schoß oder offen auf den Oberschenkeln. Und versuche einfach ganz in Deine Ein- und Ausatmung hineinzugehen, in den Ein- und Ausatemstrom. Einatmen und Ausatmen. Tief die Luft in Deine Lungen, in Deinen Leib hineinziehen und tief die Luft aus Deinem Leib, wenn er gesättigt ist vom Sauerstoff, von der Lebenskraft dieser Luft, beladen mit all dem, was losgelassen gehört, wieder ausatmen. Dich im Ein- und Ausatmen verbinden mit dem Medium Luft, das uns umgibt, die wir alle atmen, die uns alle nährt. Und alle Gedanken, alle Gefühle, alles, was wir heute erlebt haben, nicht unterdrücken, nicht verdrängen, aber nicht an diesen Bildern anhaften. Sie vorbeiziehen lassen wie Wolken, in den Ausatem hineingeben, um ganz leer zu werden.

***

Und wenn Du diese Verbindung mit dem Ein- und Ausatemstrom vollzogen hast, wenn Dein Geist, soweit es in der kurzen Zeit möglich ist, einigermaßen ruhig und leer geworden ist, dann stelle Dir vor, wie sich um Dich herum eine Pyramide aus Licht bildet, aus dem Licht und aus der Farbe, wie sie hier von dem gesunden Rittersporn ausgestrahlt wird, ein *blaues* Licht, vielleicht leicht ins *violette* hineingehend, das Dich pyramidenförmig umgibt und von dem Du weißt, es ist imprägniert mit den Qualitäten der *Ehre* und der *Lust*. Du sitzt unter eine solchen Pyramide, einer solchen Lichtpyramide, deren Licht die Farbe unseres Rittersporns hat, und dieses Licht ist imprägniert mit den Qualitäten von *Ehre* und *Lust*. Und dieses Licht umgibt Dich, dieses Licht schützt Dich und hält alle Einflüsse von Dir ab, die Deine *Ehre* verletzen können und Deine *Lust* unterdrücken. Und dieses Licht umgibt Dich nicht nur, sondern es beginnt zu strahlen. Es füllt den Innenraum der Pyramide ebenfalls mit Licht, und es macht auch nicht Halt an Deiner Hautgrenze, sondern dieses Licht, das imprägniert ist mit den Qualitäten von *Ehre* und *Lust*, dringt in Deinen Leib hinein; dringt in Deinen Leib hinein und füllt ihn aus; füllt ihn ganz aus und konzentriert sich besonders an den Körperstellen, wo die Ehre verwundet und zerschlagen und die Lust unterdrückt und malträtiert ist. Da konzentriert sich dieses heilende, blaue Licht und gibt die reine Qualität dieser Begriffe an jede Zelle Deines Leibes weiter.

***

Und wenn Du dieses Durchdrungensein von diesem Licht und dieser Energie spürst im Leib, dann unterstütze diese heilende Wirkung von Licht und Qualitäten mittels Deines Denkens und Deines Atmens. Denn beim Einatmen, aus dem Licht und der Luft der Pyramide heraus, atme tief zusätzlich noch in Dich hinein den Begriff und die Qualität *Ehre*. Und bei der Einatmung, wenn Du diesen Begriff der *Ehre* in Dich hineinnimmst, dann spüre, wie sich der Körper aufrichtet, wie dieser zutiefst ritterliche Begriff Deinem Leib eine andere Form gibt, eine andere Haltung gibt. Das Einatmen des Begriffes *Ehre* hebt Deine Schultern, läßt den Kopf aufrecht werden, mutig nach vorne blicken, und beim Ausatmen atme durch Dich hindurch, atme aus Deinen Genitalien heraus den Begriff der *Lust* und spüre bei diesem Ausatmen, wie das Becken leicht nach vorne geht, der Leib sich rhythmisch bewegt zum Becken hin, und wie Du dem Leben durch Dein Becken entgegenströmst, wie das Becken bei dieser Ausatmung fast etwas nach vorne kippt. Und bei der Einatmung wieder die aufrichtende und mutmachende Qualität der *Ehre*. Und bei der Ausatmung in die Qualität und die entspannende und verströmende Kraft der *Lust* hineingehen. Und diese beiden Begriffe sich auch körperlich manifestieren lassend, ventiliere einige Zeit *Ehre* und *Lust*. Und schau immer wieder nach dem Licht Deiner Pyramide, daß es nicht nachläßt und während der ganzen Zeit des Ventilierens seine heilende Kraft in Dir entfalten kann.

***

Und die Wirkung kannst Du verstärken, wenn Du durch die Nase bei geschlossenem Mund tief einatmest und außer durch Genitalien und Becken dann die Lust mit geöffnetem Mund ausatmest.

Ehre - Lust

***

Und spüre, wie sich der Leib verwandelt unter dem Einfluß dieser beiden Energien, wie *Ehre* und *Lust* zusammenpassen können, Dich beide, jede auf ihre eigene unverwechselbare Art und Weise, verwandeln können. Und nimm noch einmal einen tiefen Atemzug an *Ehre* und verbinde Dich noch einmal über Deine *Lust* mit Raum und Welt und Mensch, und dann halte diese beiden Begriffe, diese beiden Qualitäten tief in Dir, ohne sie festzuhalten. Und mach noch einmal einen tiefen Atemzug, schließe die inneren Augen für einen Moment und öffne die äußeren, räkle Dich ein wenig und komme wieder zurück.

Trance

Unsere Haltung darf jetzt etwas bequemer sein. Die Trance verlangt keine Aufrechte, sondern eine so bequeme wie mögliche Haltung, wie sie jetzt hier in diesem Raum möglich ist. Du setzt Dich am besten mit breit geöffneten Beinen so bequem wie möglich hin, lehnst Dich gut an. Der Rücken muß diesmal überhaupt nicht aufrecht sein, der Kopf kann bequem nach vorne fallen. Die Schultern ganz locker hängenlassen. Also nimm bitte eine Haltung ein, in der Du den Leib so wenig wie möglich wahrnimmst, wo der Leib so entspannt wie möglich ist. Damit Raum ist für innere Bilder, Raum ist für innere Erlebnisse. Und geh noch einmal bewußt durch Deinen Leib, entspanne noch einmal bewußt Deinen Leib, laß ihn los, leg ihn ab, lehne ihn an. Beginne vielleicht im Kopf. Kontrolliere: hängt der Kopf auch wirklich ganz locker? Ist die Stirn auch wirklich nicht mehr in Falten gezogen, der Kiefer nicht mehr hart und fest, die Zähne nicht mehr zusammengebissen? Und wenn Du irgendwo noch eine Festigkeit, ein Zurückhalten, ein Anspannen spürst, dann laß diese Gefühle los. Der Mund darf auch etwas geöffnet sein. Dann spüre noch einmal in Deinen Nacken, nichts muß dieser Nacken im Augenblick mehr halten, sondern er kann ganz locker und weit einfach da sein. Danach spüre zu Deinen Schultern, laß auch die los, nichts müssen sie mehr tragen. Die Arme ganz loslassen, ablegen, weit werden und auch Hände und Finger ganz bewußt noch einmal entspannen. Nichts tun mußt Du jetzt mit Deinen äußeren Händen, nur einfach ablegen.

Desgleichen der Rücken, die Wirbelsäule. Sie muß Dich im Augenblick nicht halten. Sie darf sich anlehnen, ausruhen. Der Brustbereich, der Bauchbereich, Becken, Gesäß, Anus und Genitalien weit und entspannt, so daß der ganze Leib zum Gefäß wird für den Ein- und Ausatemstrom, der regelrecht durch Dich hindurchfließen kann. Die Beine, die Knie, die Unterschenkel und die Füße, einfach entspannt abstellen.

Und heute sitzen wir einmal nicht in unserem inneren Theater, sondern heute stellst Du Dir vor, daß Du vor einem Fernseher sitzt. Und die Programme dieses Fernsehens sind die unterschiedlichen Ebenen Deines Seins. Und die Hauptdarsteller der einzelnen Fernsehstücke sind die in Deinem Leben wichtigen Teilpersönlichkeiten und Wesensaspekte. Und zwei Sendungen, zwei Filme, zwei Geschichten, vielleicht auch zwei Dramen oder Tragödien wollen wir uns heute gemeinsam anschauen. Nimm Deine Fernbedienung in die Hand und drücke. Drücke den Kanal, in dem der Ritterfilm Deines Lebens läuft. Lehn Dich zurück in Deinem Fernsehsessel und schau. Und Du siehst den Vorspann, Du hörst die Musik und Du weißt, es ist der Ritterfilm Deines Lebens, der Film Deiner Ritterlichkeit: was aus ihr geworden ist, wie sie sein darf und wie sie sich darstellt. Tauche nun ganz ein in diese Welt, in der Dein Ritter lebt, liebt, vielleicht auch leidet. Schau, fühle und spüre, wie es Deinem Ritter in Dir geht. Wie seine Stellung, seine Gesundheit und seine Aufgabe ist. Und ich werde Dich jetzt eine Weile alleine lassen, damit Du Dich ganz den Bildern und Tönen und Gefühlen Deines Ritterfilms hingeben kannst.

***

Und achte darauf, in welcher Zeit Dein Ritter lebt, in welchem Land Dein Ritter lebt, achte darauf, ob Du ihm in diesem Leben schon begegnet bist, wann Du sein Wirken spürst in diesem Leben. Präge Dir seine Rüstung ein, seinen Orden, sein Haus, seine Burg. Wie mächtig und Herr in seinem Land ist Dein Ritter? Welche Verletzungen hat er in seinem Leben erlitten? Welche Wunden sind übrig geblieben, schmerzen immer noch? Schau sie Dir alle an und präge sie Dir ein.

***

Wie ist der Name Deines Ritters, lebt er alleine, ist er verheiratet, hat er Kinder und was ist die Liebesblume seines Herzens, nach der er sich vielleicht minnisch verzehrt? Spüre auch dort hinein und laß den Film auch diese Fragen beantworten.

***

Und dann nimm noch eine besondere Fähigkeit Deines Fernsehers wahr, denn Dein Fernseher ist bestückt mit einigem magischen Handwerkszeug. Du kannst nämlich Kontakt aufnehmen mit dem Hauptdarsteller Deines Ritterstückes. Und Du kannst ihm Fragen stellen, die Du ihm vielleicht schon immer stellen wolltest, oder die Dir vielleicht gekommen sind beim Anschauen dieses Ritterepos. Frage ihn zum Beispiel, wo er herkommt, was seine Aufgabe in Deinem Leben ist, in diesem Leben, in dieser Welt. Frag ihn nach seinen Verletzungen und frag ihn zu guter Letzt, was Du für ihn tun kannst, damit er Dir mit Schwert und Liebe in diesem Leben wirklich dienen kann. Nimm diese kleine magische Fähigkeit Deines Fernsehers und kontaktiere Deinen inneren Ritter - komme mit ihm ins Gespräch.

***

Und wenn die Fragen beantwortet sind, dann schau Deinem Ritter noch einmal tief in die Augen, tief ins Herz, und nimm für dieses Mal Abschied von ihm, den Du heute vielleicht das erste Mal kennengelernt hast. Aber nimm Abschied in dem tiefen Wissen darum, daß es ihn gibt und daß er nichts lieber möchte, als - wenn er krank ist - gesund zu werden, um seinen Dienst an Deiner Tafelrunde ganz und gar aufnehmen und ausfüllen zu können. Verabschiede Dich von diesem Ritter und drücke auf den Knopf Deiner Fernbedienung, so daß der Fernseher für einen Moment ausgeht. Und laß auch Du, soweit es Dir möglich ist, diese Bilder los. Sehe nur das Schwarz des leeren Bildschirms und versuche, mit einigen tiefen Atemzügen, einen inneren Zustand von Bildlosigkeit zu erreichen. Jederzeit kannst Du Deinen Ritter zurückholen, aber jetzt wollen wir uns für einige Zeit von ihm verabschieden.

***

Und wenn die inneren Bilder in Dir verschwunden sind, dann ist es Zeit und gut für einen neuen Film. Nimm wieder die Fernbedienung in die Hand und drücke diesmal das Programm, in dem der Film über das Leben Deines Delphins läuft. Drücke dieses Programm und schau auf den Bildschirm, und als erstes wirst Du die Landschaft, das Meer, die Gegend sehen, in der Dein Delphin lebt. Was ist das für ein Meer, was ist das für eine Zeit? Wie sieht die Heimat Deines Delphins aus?

***

Schau Dir das Meer an, die Qualität des Wassers. Ist es ruhig oder stürmisch, schmutzig oder sauber, lieblich oder bedrohlich? Denn die Qualität des Meeres spiegelt den Zustand Deiner innersten Gefühle wieder. Und dann schau: kommt Dein Delphin von selbst oder mußt Du ihn rufen? Wenn er kommt - ist er ängstlich oder zutraulich? Und natürlich, wie sieht er aus? Laß all dies in diesem Film auf Deinem inneren Fernseher an Dir vorbeiziehen. Schau zu und nimm wahr.

***

Kommt Dein Delphin alleine oder bringt er sein Rudel mit, seine Familie, seine Partner, seine Kinder? Du kannst auch in diesem Film zurückgehen, schauen, wann Dein Delphin geboren ist, wer seine Eltern sind, wie seine Jugend gewesen ist. Oder wenn Dein Delphin vielleicht nicht mehr in freier Wildbahn lebt, sondern gefangen ist in einem Delphinarium, wann er gefangen worden ist? Und warum er sich nicht gegen diese Gefangennahme wehren konnte? All dies kommt in diesem Film vor und wenn Du willst, kannst Du all dies erfahren.

***

Und auch in diesem Film hast Du wieder die Möglichkeit, Kontakt aufzunehmen zu Deinem Delphin. Und diesmal geht die Magie noch ein wenig weiter: nicht nur, daß Du Kontakt mit ihm aufnehmen kannst, nein, Du versteht sogar seine Sprache und auch er versteht Deine Sprache. Also auch hier kannst Du Deinen Delphin wieder fragen: Von wo kommst Du? Was hat Dich vielleicht verletzt? Warum hast Du Deine Lebendigkeit und Deine Lust eingebüßt? Und die wichtigste Frage: Was kann ich für Dich tun, damit Du wieder frei und wild und wunderbar in den Meeren meiner Gefühle und meiner Seele schwimmen und Dich der Liebe des Lebens hingeben kannst? Und wieder wird Dir der Delphin auf alle diese Fragen antworten, um ihm in Deinem Leben den Platz zu geben, den er einnehmen möchte, um Dir zu dienen. Frage und höre.

***

Und wenn Du Antwort auf diese Fragen bekommen hast, nimm dann auch langsam Abschied von Deinem Delphin. Du weißt nun, was Du für ihn tun kannst, was Du für Deinen Ritter tun kannst, was beide, diese so wichtigen Teilpersönlichkeiten brauchen, nicht für sich primär, sondern für Dich. Nimm dieses Wissen so wie die Erlebnisse dieser Begegnung tief in Dein Herz. Nimm noch einmal Abschied vom Ritter, vom Delphin und dann schalte für dieses Mal Deinen Fernseher aus.

Atme tief durch, nimm wieder Kontakt mit dem Boden, mit der Welt, mit diesem Raum auf, schließe die inneren Augen und öffne langsam wieder die äußeren Augen.

Sulphur

Die Reise in das eigene Haus des Lebens

Meditation

Eine so aufrechte wie mögliche Haltung einnehmen, die Füße bitte nicht unbedingt im Ohr oder auf dem Schoß des Nachbarn, sondern mit beiden Beinen auf der Erde - sulfurische Grundübung. Die Wirbelsäule so weit wie möglich aufgerichtet, die Schultern losgelassen. Auch der Kopf richtet sich auf, und wir nehmen eine aufrechte *Haltung* an. Und wir imaginieren als erstes, wie aus unserem Anus Wurzeln wachsen in die Erde, in diese Erde, die uns trägt, die uns nährt und wie sich diese Wurzeln in dieser Erde verankern, uns halten, uns Halt geben. Und wenn wir diesen Halt unserer Erdwurzeln deutlich spüren, dann imaginieren wir uns als zweites Wurzeln, die aus unserem Scheitelchakra austreten und in den Himmel wachsen, vielleicht nur bis zur Lampe in diesem Raum, aber vielleicht auch bis in die Welt der Sterne und sich dort Halt und Platz suchen, so daß wir in das Gefühl hineingehen können, aufgespannt zu sein zwischen den Kräften der Erde und den Kräften des Himmels, und von diesen Kräften der Erde und den Kräften des Himmels wie von selbst in eine Aufrechte, in eine Haltung hineingezogen werden, so daß wir sitzen können ohne uns anzustrengen.

***

Und wir gehen in unsere Ein- und Ausatmung, versuchen, im Ausatem alles hinauszuatmen, was uns heute noch bedrückt, was uns heute noch zu sehr einnimmt, was wir loswerden möchten.

***

Und wir spüren, wie wir mit jeder Ausatmung leerer werden und ein Raum entsteht; ein Raum in unserem Leib, der bereit ist, neues aufzunehmen. Und dann richten wir unser inneres Auge in den Himmel, und wir sehen über uns eine Flamme, über unserem Scheitel schwebend eine Flamme, die langsam näher kommt, langsam näher kommt und ohne auf einen Widerstand zu stoßen in unser Scheitelchakra eintritt, und wir spüren wie diese Flamme unseren ganzen Kopf ausfüllt und den alten Müll unseres Lebens verbrennt, all das, was uns hindert, wirklich neu und wirklich ähnlich zu werden. Und wir lassen es zu, daß sich diese Flamme in unserem Kopf ganz ausdehnt. Dieses Feuer ist heiß, aber seine Schmerzen sind aushaltbar. Und da, wo das Alte, Behindernde, wirklich verbrannt ist, entsteht Raum für Neues, für Wahres, für Liebe. Und bewege diese Flamme weiter, bewege diese Flamme aus Deinem Kopf heraus in Deinen Hals und laß sie auch hier reinigend lodern. Laß sie die Angst und den Zweifel verbrennen, die Deinen Hals eng machen und führe die Flamme dann in Deine Brust, in Dein Herz. Laß Dein Herz zu einem Flammenball werden, der sich über den gesamten Brustkorb ausbreitet. Laß die Flammen in Deine Arme hineinschlagen, bis Deine Arme auch zu Flammen werden und laß mutig dieses Bild entstehen.

***

Spüre, wie es sich anfühlt, ein warmes, sauberes, weites Herz zu haben und laß dann diese Flammen sich weiter ausbreiten, in den Leib hinein, in den Bauch, in die Gedärme, da wo die ganzen Moderreste unserer sulfurischen Ernährung herumliegen, die Reste unserer Süchte, unserer Willenlosigkeit und laß auch hier dieses Feuer heilen, verbrennen, saubermachen. Laß es die stinkenden Gase verbrennen, all das was wir immer wieder tun wider besseres Wissen, wider der Ordnung unseres Leibes und brenne Deine Darmwände sauber, und dann laß die Flammen in den Anus, in die Genitalien hineinwachsen. Laß sie aus ihnen herausschlagen, laß sie das verbrennen, was Leiden schafft durch Leidenschaft, die wir mit Liebe verwechseln und laß sie dann in die Oberschenkel hineingehen, die Knie durchfackeln, die Unterschenkel und die Füße. Und spüre Dich: einmal durchgebrannt. Katharsis, Reinigung durch das Feuer. Und so ganz rein gebrannt, frei gebrannt vom Dreck des Alten, versuche noch einmal Dein Herz zu spüren, brennend, aber rein und versuche noch einmal ganz wahrzunehmen diese Qualität von Reinheit und der daraus auch vielleicht erwachsenden Liebe und verbinde Dich damit.

[Und versuche Kontakt aufzunehmen zu den Feuern, die um Dich herum brennen, die jetzt in diesem Augenblick reinigend in diesem Raum brennen und versuche Deine Flamme mit diesen Flammen zu verbinden, damit dieses heilende Feuer größer wird, diese ganze Schule durchdringt, alle vergessenen Teebeutel verbrennt, alle Ausflüchte, alle Ja-aber, und wenn Du willst, und einen guten Kontakt hast mit diesem gemeinsamen Feuer, dann bringe dieses Feuer weiter, in diese Stadt, in dieses Land und mit jedem Mal Üben vielleicht an so viele Orte dieser Welt, die dieses Feuer so nötig haben.]

Nimm noch einmal tiefen Kontakt auf mit dem Gefühl, das diese Imagination hat in Dir entstehen lassen. Spüre dieses ansatzweise Neue, das dieses Feuer in Dir geschaffen hat. Halte es fest, ohne Dich zu verkrampfen und komme langsam wieder zurück, hierher, an diesen Platz. Atme tief durch und schlag für eine kurze Weile noch einmal Deine äußeren Augen auf.

Trance

Im Gegensatz zum meditativen Teil ist jetzt die Haltung insofern nicht wichtig, als es nicht eine vorgegebene Haltung gibt, sondern sich jeder die Form suche, in der er am entspanntesten ist. Es gibt aus dem Autogenen Training den Kutschersitz mit den weiten Beinen, die Hände liegen auf den Oberschenkeln und der Kopf ist entspannt und fällt nach unten. Aber es ist auch jeder andere Sitz o.k., in dem Du eine halbe Stunde verweilen kannst, ohne Wadenkrämpfe oder sonstiges zu kriegen.

Wenn Du diesen Sitz oder diese Lage eingenommen hast, bitte ich Dich ein zweites Mal heute Deine äußeren Augen zu schließen, aber auch die inneren Augen noch geschlossen zu halten.

Versuche Deinen Leib in einen Zustand größer Entspannung zu bringen. Versuche mit Deinem inneren Auge zu schauen: Wo bin ich jetzt noch fest? Wo kann ich mich nicht an diese Übung hingeben? Und versuche dort Entspannung und Loslassen hinzubringen. Und wenn Du Dich um die Hauptorte Deiner Verspanntheit gekümmert hast, dann geh noch einmal Deinen Körper durch und laß los, werde weit. Beginne am Kopf, den Du losläßt, wo Du spürst: da ist noch etwas festes; den Du so weit hängen läßt, wie es möglich ist; den Du, wenn es sein soll, auch kurz noch mal schüttelst. Auch die Wangen ganz loslassen, die Zähne nicht mehr zusammenbeißen. Die Schultern loslassen, den Hals, nichts muß dieser Hals im Augenblick noch tragen. Auch die Arme so lagern, daß sie ohne Energieaufwand einfach liegen können, abliegen können. Den Brustkorb loslassen, nur noch Gefäß sein lassen für den Ein- und Ausatemstrom. Die Wirbelsäule anlehnen, ablegen; den ganzen ja schon einmal sauber gebrannten Unterleib weit und leer werden lassen. Anus und Genitalien entkrampft und offen, so daß der Atemstrom durch Dich hindurchgehen kann in seiner ganzen reinigenden und heilenden Kraft und auch die Beine und Füße abstellen, hinlegen. Und wenn Du ganz losgelassen bist oder so weit, wie es Dir im Augenblick möglich ist, möchte ich Dich mitnehmen, an die Hand nehmen, zu Bildern, die Dir die Ordnung oder Unordnung Deines Lebens etwas näher bringen und Dir vielleicht auch zeigen, welches die Arbeit ist, die ansteht, getan zu werden. Fühl Dich von meiner Stimme an die Hand genommen.

Und wenn Du jetzt heute hier Deine inneren Augen öffnest, siehst Du vor Dir ein Haus, Dein Haus. Laß dieses Haus so frei wie möglich aus der Bewegung Deiner Seele entstehen und schau es an, ehrlich und mutig. In welcher Gegend steht dieses Haus? Hat es einen Garten oder ist es ein Mietshaus? In welchem Zustand ist dieses Haus? Schau es Dir an, den Garten, so weit vorhanden, die Fassade, die Umlage. Wenn ein Garten da ist, achte auf den Zaun, auf die Tür. Sei sehr bewußt und achtsam. Wie ist der äußere Zustand Deines Hauses?

***

Und wenn Du dieses Haus betrachtest, dann frag Dich: Wie in Ordnung ist dieses Haus von außen? Wie in Ordnung ist der Garten, der Zaun, das Dach? Und nimm Dir einen inneren Zettel und stelle Dir eine innere Liste auf, wo Du sehr deutlich vermerkst, welche Arbeiten an diesem Haus, an diesem Garten zu verrichten sind und schreib diese Arbeiten sehr genau auf diese innere Liste. Und steck diesen Zettel gut ein. Und wenn Du die

Inspektion dieses äußeren Hauses und seines Gartens, wenn vorhanden, abgeschlossen hast, dann trete zur Tür des Hauses oder zu einer der Türen. Und schau, was für eine Tür ist es, die Dich in Dein Haus hineinbringt? Ist die Tür offen oder verschlossen? Und wenn sie verschlossen ist, hast Du einen Schlüssel? Wenn Du ihn nicht hast: Ich habe ihn unter die Fußmatte des Hauses gelegt - nimm ihn Dir von dort. Und dann trete ein, trete ein in den ebenerdigen Teil Deines Hauses, in den Teil, in den Du sofort hineinkommst, wenn Du durch die Haustür hineingehst. Wie sieht dieses Haus von innen aus? Ist es bewohnt oder vielleicht seit Jahrzehnten nicht? Wie ist die Ordnung dieses Hauses? Und wiederum: Was mußt Du verändern, um dieses Haus, dieses innere Haus, diese erste Etage in Ordnung zu bringen? Nimm nicht nur Deine Augen, sondern nimm auch Deine Nase zu Hilfe. Rieche in dieses Haus hinein. Wonach riecht es? Nach Moder, nach Schweiß, vielleicht nach Alkohol oder riecht es nach Blumen, nach Rosen, nach Lavendel, nach Sauberkeit? Spüre und nimm wahr und nimm ehrlich wahr. Achte besonders auf die Küche, wenn sie auf dieser Etage liegen sollte. Weil die Küche ist der Ort, wo wir die Nahrung zubereiten und wir wissen, daß der Mensch ist, was er ißt. Schau Dir die Küche sehr genau an und zieh auch mal die Schubfächer heraus und schau nach den Mülltüten. Geh doch mal mit Deinen Fingern oben die Schränke entlang. Schau Dir die Küche sehr genau an, denn sie ist ein wichtiger Meßparameter, was die Ordnung Deines inneren Hauses betrifft. Und das Badezimmer, das Klo. Wenn der Klodeckel zu ist, heb ihn ruhig auf und schau, wie die Kloschlüssel aussieht und rieche auch ruhig.

***

Und wenn Du diese erste Etage angeschaut hast, dann suche die Treppe in den Keller. Suche die Treppe in den Keller, nimm Dir ein Licht, wenn es kein Licht in Deinem Hause geben sollte und steige in den Keller hinab, weil der Keller ist das Symbol für die tiefen, unbewußten Abteilungen unserer Seele. Aber der Keller, das Fundament ist auch das, was unserem Hause Stabilität gibt, Haltbarkeit. Und daher ist die Ordnung in unserem Keller Grundvoraussetzung für alles, was nach oben wachsen kann und muß. Geh nun in diesen Keller hinab und schau, womit Dein Haus geheizt wird. Schau nach den Vorräten, wenn es welche gibt, und schau besonders nach den alten, verstaubten Truhen, nach den abgeschlossenen Räumen. Und wenn Du einen Raum verschlossen findest, schau einfach nur nach unten. Ich habe Dir einen Schlüssel vor die geschlossenen Türen gelegt und Du hast die Möglichkeit, wenn Du es willst, jede Tür zu öffnen.

***

Wenn es Dir zu viel wird, wenn Dich die Kisten überfordern, dann merke Dir nur, wo sie stehen und kehre mit mehr Kraft und mehr Licht und vielleicht auch mit mehr Zeit in diese Räume zurück, um Ordnung zu schaffen und zu schauen, welche Leichen, welcher Müll, aber auch welche wunderbaren Erinnerungsstücke in diesen Kisten, in diesen Schränken verborgen sein können, und laß Dich wieder an die Hand nehmen und laß uns nun in die Obergeschosse, bis hin zum Dachboden Deines Hauses gehen, um zu schauen, wie es hiermit bestellt ist. Ist das Dach stabil oder regnet es durch? Gibt es Ungeziefer, Vögel, Tauben, Ratten, Mäuse in Deinem Haus? Und wichtig ist, daß Du die Balken des Daches untersuchst auf Holzbock und

Holzwurm. Wie stabil ist die Konstruktion Deines Daches? Denn wenn das Dach nicht stimmt, regnet es ins Haus und es wird feucht und schimmlig und der Pilz zieht in das Haus ein. Komm nun mit nach oben und schau Dich oben um und alles, was Du siehst, was getan werden muß, schreib Dir wieder auf Deinen Zettel.

***

Schau genau hin, damit Dir nicht eines Tages das Dach über dem Kopf zusammenstürzt, wenn die Stürme des Lebens etwas kräftiger werden, sondern daß Du ein Dach hast, was Dich beschirmt, behütet. Und wenn Du auch hier oben, so weit es die Zeit zugelassen hat, eine Bestandsaufnahme gemacht hast, Deinen Zettel oder vielleicht sind es auch schon drei, vier geworden, wieder gut verwahrt hast, damit Du sie nicht verlierst, dann möchte ich Dich ein letztes Mal an die Hand nehmen und Dich in Dein Kinderzimmer führen. In welcher Etage des Hauses es auch liegt, folge mir nun in das Zimmer Deiner frühen Kindheit, in Dein erstes eigenes Kinderzimmer. Trete in dieses Zimmer hinein und nimm sehr deutlich wahr, welche Energie in diesem Zimmer herrscht.

***

Es ist das Zimmer Deiner ersten Jahre, in dem Du die primären Muster aufgebaut hast, die Dein Leben vielleicht noch bis heute bestimmen. Das Zimmer der ersten Schmerzen, aber vielleicht auch des tiefsten Vertrauens. Spüre und nimm wahr. Wahr-Nehmen.

***

Und alle, die mir noch ein kleines Stück weiter folgen möchten, imaginieren sich jetzt auf einem Tisch, oder an der Wand oder auf einem kleinen Schrank ein Bild von ihrem Vater und von ihrer Mutter. Ein Bild, das in diesem Kinderzimmer hängt, steht oder auch auf dem Bett liegt. Und setz Dich vor dieses Bild und schau dieses Bild an. Sie sind die Baumeister und die Baumeisterin dieses Hauses. Ohne sie würde es dieses Haus nicht geben. Und nimm vielleicht nochmal Kontakt auf mit diesem freigebrannten, sauber gebrannten Herz der Meditation und mit diesem Herz, in das jetzt vielleicht viel Liebe einziehen kann. Mit diesem Herz verbinde Dich mit dem Bild der Eltern, aber mit den Eltern an sich, egal ob sie noch in dieser Welt weilen oder Dir schon vorangegangen sind in die andere Welt. Und wenn Du möchtest, kannst Du das unterstützen, indem Du einfach Deine rechte Hand auf Dein Herz legst. Und spüre mit Deinem Herzen zu Deinen Eltern und wenn Du willst, kannst Du mir mit Deiner inneren Stimme nachsprechen. Rede sie an, wie Du sie als Kind angeredet hast:

„Vater, Mutti, Mama, Papa, Vater, Mutter. Ich danke Euch von ganzem Herzen, daß Ihr mir dieses wunderbare Haus geschenkt habt und ich verspreche Euch, es zu pflegen, es zu hüten, es in Ordnung zu halten. Und ich möchte Euch von ganzem Herzen meine Ehre geben für dieses Geschenk, das ich von Euch erhalten durfte."

Und wenn mögliche, verneige Dich mit diesem Satz vor Deinen Eltern, so tief und so hingebungsvoll wie es für Dich möglich ist, ohne über Grenzen zu gehen, die im Augenblick halt noch da sind.

„Vati, Mutti, ich danke Euch für dieses Haus, für dieses Leben."

***

Spüre die Nähe Deiner Eltern. Spüre, wie aus dem Bild etwas ganz Lebendiges werden kann, und wenn Du willst und es gut ist für Dich, nimm sie in Deinem Haus, in Deinem Kinderzimmer ganz fest in die Arme und laß Dich von ihnen ganz fest in die Arme nehmen. Und nimm diese Bilder und lege sie Deiner Seele in die Hände, damit sie Dich tief in Ordnung bringen können. Und nimm diese Ordnung in Dein Herz, Dein Haus, Deine Eltern. Und mit dem inneren Versprechen, dieses Haus, wenn nötig zu renovieren, Luft und Licht selbst in die verborgensten Zimmer dieses Hauses zu bringen, komme langsam wieder zurück an diesen Ort, in diese Zeit, atme durch, räkle Dich durch und öffne Deine äußeren Augen.

Wenn Du möchtest, kannst Du jetzt auch reale Zettel ausfüllen über all das, was renoviert werden muß in der nächsten Zeit.

Thuja

Die Reise zum okkulten Magier im Nebelwald

Trance

[Trance-Vorbereitung aus anderer Trance verwenden]

Und wenn Du dann die inneren Augen aufschlägst, befindest Du Dich auf einer Wiese. Es ist ein Herbsttag, es nieselt ganz leicht und Nebelschwaden ziehen über diese Wiese. Und Du siehst vor Dir einen tiefen Wald, einen Wald, wie es ihn vielleicht vor vielen hundert Jahren hier in diesem Land gab. Tief, undurchdringlich, mit viel Unterholz und dichten Baumkronen, so daß kaum ein Lichtstrahl in diesen Wald hineinfällt. Und in diesen Wald wird heute unsere Reise gehen, um dem zu begegnen, was uns helfen kann, unsere Angst und unsere Unwissenheit in Mut und Wissen zu verwandeln.

Wenn wir eine solche Reise machen, sollten wir sie nicht ungewappnet machen. Und Du siehst dort, wo eine kleine Schneise in den Wald hineinführt, eine kleine Kapelle stehen. Eine ganz kleine, einfache Kapelle, in die Du hineingehen kannst, um eine Weile zu verweilen, Einkehr zu halten, wenn Du möchtest, etwas zu beten, bevor Du in diesen dunklen Wald hineingehst. Wie sieht sie aus, Deine kleine Kapelle? Und was erlebst Du, wenn Du in diese Kapelle hineingehst? Geh zu ihr, geh in sie hinein und halte ein wenig Einkehr. Was für Gefühle bewegen Dich, bevor Du in diesen Wald hineingehst?

***

Wenn Du nach kurzer Einkehr in Richtung des Altars blickst, wirst Du auf diesem Altar etwas entdecken, was Du mitnehmen darfst; mitnehmen darfst auf diese Reise.

Es wird Dich schützen und es wird Dir helfen, diese Reise gut zu überstehen und es wird Dir Mut machen, dem zu begegnen, dem wir begegnen müssen. Schau zum Altar und schau, was für Dich dort hinterlegt ist. Schreite voran in Dankbarkeit und nimm das, was Dich schützen soll, mit auf Deine Reise.

***

Wenn Du es angenommen hast, drehe Dich langsam um und geh wieder zum Ausgang dieser kleinen Kapelle. Und wenn Du kurz vor der Tür stehst, siehst Du oben eine Tafel angebracht. Und auf dieser Tafel steht:

Es wird dunkel sein und kalt in der Erde
und sehr, sehr still.
Und ein Schnee wird fallen, deckt uns alle zu,
dann ist nur noch sie da, unsere Lampe.
Und es wird sich zeigen, ob wir bereit sind.

Wenn Du bereit bist, verlaß diese kleine Kapelle und schreite mutig voran, in diesen Wald. Und um so weiter Du in diesen Wald hineingehst, umso dunkler wird dieser Wald. Der Weg ist eng, moosig und feucht, und Du sackst beim Gehen immer tiefer in den Waldboden ein, so daß es fast gar nicht mehr möglich ist, voranzuschreiten. Die Luft in diesem Wald ist feucht, und Du kannst nur einige Meter voran sehen, weil die Nebelschwaden in diesem Wald so eng und dicht sind. Kennst Du diesen Wald vielleicht irgendwoher aus Deinem Leben? Warst Du schon mal hier, in Wirklichkeit, oder in Deinen Träumen?

***

Tiergeräusche schwirren durch diesen Wald, ein Käuzlein ruft und die Eule fliegt Dir über den Weg. Aber schreite voran, immer tiefer und tiefer in diesen dunklen, feuchten, nebligen Wald hinein. Wenn Du Dich umschaust, siehst Du, daß der Weg hinter Dir spontan wieder zuwuchert und daß Du auch immer mehr die Orientierung verlierst. Aber Du hast Deinen Schutz dabei, der Dich hüten wird, egal wie orientierungslos Du auch sein wirst. Jetzt geh in diesen Wald und suche den Ort, wo Du ihm begegnen sollst, dem dunklen Herrn, dem Magier, der das dunkle Wissen hütet, das okkulte Wissen. Schau, wo Du ihn findest und hab den Mut, ihn anzuschauen, weil Du weißt: das was Dich schützt, schützt Dich auch vor dem, dem Du begegnest. Aber Du mußt ihm begegnen, damit Du weißt, was es ist.

***

Schau, wo Du ihn findest. Ist es eine Höhle oder ein altes Haus im Wald, oder nur eine Lichtung? Schau, denn jeder wird seine Behausung seines dunklen Magiers finden. Es gibt jetzt gar keinen Weg mehr, sondern Du mußt Dich durch das Unterholz kämpfen. Aber umso undurchdringlicher der Wald, umso näher kommst Du der Begegnung.

***

Wenn Du ihn bis jetzt noch nicht entdeckt hast, dann schau jetzt mit Deinen inneren Augen kräftig geradeaus und Du wirst seine Behausung sehen. Vor Dir taucht sie auf, aus dem Dunkel des Waldes, aus dem Dunkel des Nebels. Geh mutig dorthin, klopf an und bitte um Einlaß und schau unerschrocken: Wer öffnet Dir? Wer ist Dein innerer Meister der dunklen Kraft?

***

Wenn Du in die Behausung eingetreten bist und ihn angeblickst hast, dann schau Dich in dieser Behausung um. Wie ist sie eingerichtet? Gibt es kultische Gegenstände, gibt es Bilder, gibt es Statuen? Wie ist überhaupt die Atmosphäre in diesem Raum und was tut *er* in diesem Raum?

***

Wenn Du Dir alles angeschaut hast, wird der dunkle Meister beginnen zu reden. Er wird Dir Dinge versprechen, wenn Du Dich ihm anschließt. Er wird Dir seinen Weg zur Macht anbieten, wenn Du ihm folgst. Höre hin, denn Du mußt seine Versprechungen kennen, Du mußt seine Angebote genau anhören, um ihnen zu widerstehen.

***

Und wenn Du alle seine Angebote gehört hast, dann versuche mit ganzer Hingabe ihn zu fragen, was Du tun kannst, um ihn zu erlösen, um ihn aus diesem Wald in Dein Licht führen zu können. Und versuche in ihm nicht nur das Dunkle, das Böse zu sehen, sondern versuche in ihm auch das Schwache, das Verführte, das Hilfsbedürftige zu erkennen.

***

Vielleicht haben ihn Deine Worte berührt und er möchte Dir schon folgen aus dem Wald heraus. Vielleicht aber ist er noch nicht so weit und Du mußt ihn alleine wieder verlassen. Geh nun also aus dieser Hütte, aus dieser Höhle wieder hinaus in die Dunkelheit des Waldes. Kein Weg ist mehr zu sehen und Du weißt nicht, wo Du bist. Du weißt auch nicht, wie Du aus diesem Wald wieder herauskommst. Atme einfach tief durch und forme mit Deinen inneren Lippen folgenden

Namen, den Du mir mit Deiner inneren Stimme einfach nachrufst: *„Mi-cha-el, Mi-cha-el“*

Und wenn Du diesen Namen des größten Lichtträgers und Kämpfers der Heerscharen des Lichts rufst, wird er Dir erscheinen, Dein innerer Michael. Schau: Wie sieht er aus, dieser innere Michael, Dein innerer Michael? Wie offenbart sich Dir seine Wesenheit?

***

Geh auf ihn zu, begrüße ihn, denn er kann Dich immer herausführen, wenn Du Dich auf Deinem Weg wie diesmal in den Thuja-Wäldern verloren hast und nicht mehr weißt, wie der Weg aus diesem Wald heraus zum Licht zu finden ist. Frage ihn: „Michael, wie komme ich aus diesem Wald wieder heraus? Was kann mich führen, was kann mir helfen, mit diesen Kräften des Dunklen umzugehen?“

***

Frage ihn auch alles andere, was Dich bedrückt, zu dem Thema des Dunklen, des Nebligen, des Umgangs mit ihm. Frage ihn alle Fragen, die Du zu diesem Thema heute mit hierher gebracht hast und Michael wird Dir antworten. Auf jede Frage, die Du ihm ganz aus Deinem Herzen stellst, wird er Dir eine Antwort geben.

***

Und dann laß Dich wieder herausführen aus diesem Wald, entweder alleine oder zusammen mit dem dunklen Meister, wenn er sich jetzt schon für die Seite des Lichts entschieden hat. Und schau: wenn die Grenze des Waldes erreicht ist, hört auch der Regen auf. Der Nebel bricht auf und die Strahlen einer warmen Sonne erreichen Dich und wärmen Deinen feucht und kalt gewordenen Körper. Und wenn der dunkle Meister Dein Angebot angenommen hatte, mit Dir den Wald zu verlassen, wird er sich bis hierhin schon verwandelt haben. Wenn er bei Dir ist, betrachte ihn jetzt und schau seine neue Form, sein neues Aussehen an.

***

Geh dann an der kleinen Kapelle vorbei wieder auf die Wiese, auf der Du vorhin Deine inneren Augen aufgeschlagen hast. Geh auf diese Wiese und lege Dich wieder hin. Spüre die Sonnenstrahlen, wie sie durch Deinen Körper dringen und Helligkeit und Wärme in jede Faser Deines Leibes einfließen lassen. Leg Deine kalten Füße und Hände ganz in diese Sonnenstrahlen hinein und spüre diese Wärme. Denn auch sie ist die Wärme Michaels. Bleibe nun auf dieser Wiese liegen, wärme Dich und laß nochmal die Erlebnisse vor Deinem inneren Auge Revue passieren, damit Du sie nie mehr vergißt.

[Und für diese Phase der Reise habe ich Dir etwas Musik mitgebracht, auf die Du, wenn Du willst, lauschen kannst.]

***

Es wird dunkel sein und kalt in der Erde
und sehr, sehr still.
Und ein Schnee wird fallen, deckt uns alle zu,
dann ist nur noch sie da, unsere Lampe.
Und es wird sich zeigen, ob wir bereit sind.

Komme langsam wieder zurück, hier an diesen Ort, in diese Zeit. Atme tief durch und spüre alle Deinen Muskeln, räkle Dich und komme einfach wieder zu Dir.

Tuberculinum

Die Reise zu den Wölfen

Meditation

Nimm eine aufrechte Haltung an, versuche aufrecht zu sitzen. Versuche, auf Deinen Sitzhöckern Platz zu nehmen und aus den Sitzhöckern heraus, aus dem Hara heraus, aus dem Becken heraus, Dich aufzurichten. Die Wirbelsäule sich aufrichten zu lassen und dieses Aufrichten können wir unterstützen durch eine Imagination, daß aus Deinem Scheitelchakra, aus dem höchsten Punkt Deines Kopfes, Wurzeln wachsen. Wurzeln, das ist das, was der tuberculinische Mensch braucht, denn seine Hauptpathologie ist Wurzellosigkeit. Und diese Wurzeln wachsen aus dem Scheitelchakra heraus, wachsen in den Himmel und winden sich um die Planeten und Sterne, große kräftige Wurzeln, die Dich wie von selbst nach oben ziehen mit sanftem, aber stetigem Zug und Du mußt gar nicht viel Kraft aufwenden - die Wirbelsäule richtet sich, gezogen von diesen Wurzeln, von selber auf, gezogen durch diese Wurzeln, durch diese Luftwurzeln. Und wenn diese Imagination steht, imaginiere Dir als zweites, daß Wurzeln aus Deinem Becken, aus Deinem Anus herauswachsen und in den Boden hineingehen und sich im Boden verankern und ebenfalls einen leichten Zug ausüben auf Dein Gesäß, so daß Du fest verwurzelt bist. In dieses Gefühl der festen Verwurzelung richtig hineingehen, ein zutiefst tuberkulinisches Heilgefühl: verwurzelt sein. Und spüre, wie diese Wurzeln Dich festhalten, liebevoll halten, liebevoll aufrichten, wie Du es Dir vielleicht schon immer gewünscht hast: liebevoll gehalten werden, liebevoll aufgerichtet werden, und eigentlich gar nichts dafür tun zu brauchen. Da ist etwas, das mich hält, da ist etwas, das mich nie verläßt. Da ist etwas, auf das ich mich hundertprozentig verlassen kann, das mich nicht warten laß, das mir Schutz und Wurzel gibt.

Und wenn Du so verwurzelt bist, wenn Du so aufgerichtet bist, dann geh ganz in Deinen Atem hinein, gib Dich ganz diesem Einatmen hin. Laß diesen Einatem in Deinen geöffneten aufgerichteten Körper hineinströmen. Laß ihn bis in das Becken hineinströmen, bis in die Oberschenkel, bis in jede Zelle dieses Leibes. Und beim Ausatmen laß den Atem wie von selbst hinausgehen in Deine Umwelt und gib ihm alle Gedanken des heutigen Tages, ob negativ oder positiv mit auf die Reise, diesem ewig gehenden Atem, der aber mit hundertprozentiger Sicherheit immer wieder zurückkehrt, vom Beginn bis zum Ende dieser Erdenreise: Einatem, Ausatem, ewig sich wiederholender Atemstrom, Rhythmus.

Und wenn Du diese Räume für Deinen Atem geöffnet hast, dann ruf in diese Räume hinein. Rufe Dein inneres einsames, von seinem Vater verlassenes Kind. Und wenn Du in Dir ein solches Kind nicht findest, weil Du das große Glück hattest, nicht verlassen worden zu sein, dann stelle Dir ein wirkliches Kind, vielleicht auch Dein Kind, was von seinem Vater verlassen worden ist oder stelle Dir eines der vielen Millionen von ihren Vätern verlassenen Kindern vor. Stell es Dir vor: klein, hoffnungslos und so unendlich bedürftig nach Sicherheit, Heimat und väterlicher Liebe.

Und wenn Du Dir dieses Kind imaginiert hast, dann versuche dieses Kind einzuhüllen in Deine Liebe und leg in diese Liebe das Versprechen hinein, dieses Kind wirklich anzunehmen, und wenn es Dein eigenes ist, real, real äußerlich oder real innerlich, das Versprechen, es nie wieder zu verlassen.

***

Und dann imaginiere um Dich und Dein verlassenes Kind eine Pyramide aus wunderbarem hellblauem Licht. Licht, wie das Licht eines wunderbaren griechischen Frühlingstages. Eine Pyramide, in der Du und dieses Dein verlassenes Kind sitzt. Diese Pyramide und ihr Licht ist imprägniert mit den Qualitäten von *Sicherheit* und *Heimat*. Aber diese Qualitäten können genauso *Vater* und *Liebe* oder *zu Hause* und *Annahme* heißen. Und das, was Dein inneres Kind am stärksten braucht, ist der Vater und ist die *bedingungslose Annahme*. Und so imprägnieren wir unsere Pyramide mit der Energie *bedingungsloser Annahme* und *väterlicher Liebe* und diese Qualitäten nehmen Besitz von diesem wunderbaren blauen Himmeslicht und umhüllen Dich und Dein inneres verlassenes Kind. Aber dieses Licht mit diesen imprägnierten Qualitäten umhüllt Dich nicht nur, sondern es strahlt auch in die Pyramide hinein. Es füllt die Pyramide mit seinem Licht aus und dieses Licht macht nicht Halt an Deinen Hautgrenzen. Es dringt mit seinen Qualitäten in Dich, in Dein inneres Kind hinein, es erfüllt Deinen Leib, es dringt in jede Zelle, bis jede Zelle leuchtet von diesem Licht und seinen Qualitäten.

Und wenn diese Imagination auch steht, dann bilde aus dem gleichen Licht einen Strahl, eine Lichtbrücke zwischen Deinem Herz und dem Herz Deines inneren verlassenen Kindes und prüfe Deine Begriffe. Prüfe Deine Begriffe: Welcher Begriff besser paßt zur Einatmung durch das Kind und sein Herz in Dein Herz hinein, oder zur Ausatmung aus Deinem Herzen hinaus, über die Brücke in das Herz des Kindes hinein. Dein Kind wird durchdrungen bei Deiner Einatmung durch die Qualität *bedingungslose Annahme*. Bei jeder Einatmung nimm Dein Kind bedingungslos an. „Ich finde mein Kind, mein Kind darf gefunden werden". Und bei der Ausatmung nähre Dein Kind, nähre Dein Kind mit der *väterlichen Liebe*, nach der es sich so sehnt. Einatmen, Ausatmen... und bleib einige Zeit bei Deinen Worten, bei Deinem Nähren, bei Deinem Kind.

***

Und beim nächsten Einatemzug, atme regelrecht Dein Kind in Dich hinein, inkorporiere dieses Kind, nimm es hinein in Deine Brust, nimm es hinein in Dein Herz, gebe ihm den Raum, den Raum absoluter Sicherheit, den es so vermißt und nach dem es sich seit 8, seit 20, seit 40 Jahren so unendlich sehnt. Atme Dein Kind ein in Dein Herz, in Deine Brust und halte es fest und versprich ihm, es nie mehr loszulassen. Werde Vater, werde Mutter für Dein inneres Kind, denn es ist nie zu spät für eine glückliche, von väterlicher (mütterlicher) Fürsorge durchflossene Kindheit.

Und mit diesem Gefühl der Verbundenheit, mit diesem Versprechen, ab heute Vater und Mutter für dieses Kind sein zu wollen, mit dieser Verbindung, schließe langsam wieder Deine inneren Augen, ohne das Licht zu verlassen, ohne das Kind zu verlassen und kehre wieder zurück in diesen Raum, in diese Zeit. Atme tief durch, räkle Dich und komme an.

Trance

Versuche einfach, Dich zu entspannen, loslassen, ganz loslassen, ganz loslassen. Versuche wieder Kontakt aufzunehmen zu den sich geöffneten Räumen. Kontakt aufzunehmen zu der Weite, die Du gerade in der Meditation empfunden hast und gehe jetzt in die Imagination, daß Du Dich unendlich anlehnen kannst, jetzt nicht aufgerichtet, aufgespannt wirst, sondern einfach den ganzen Leib so loslassen kannst, mit der unendlichen Gewißheit, getragen, aufgefangen, gehalten zu werden. Geh in Kontakt mit dem Urgefühl „Ich werde gehalten“, gehalten von dem Boden, von der Erde und in diesem Gehaltenwerden laß Dich fallen. Laß als erstes den Kopf fallen, einfach loslassen. Der Nacken muß nichts mehr festhalten. Die Stirn muß keine lycopodischen Furchen mehr haben, Du mußt nicht mehr nachdenken, kritisieren, abwägen, sondern Dich einfach nur hingeben. Der Kiefer, der Mund, locker und entspannt. Die Augen fallen schwer zusammen. Brustkorb und Arme weit und schwer und auch der ganze Rücken und der Bauch weiten sich und fallen regelrecht in die Sicherheit des Bodens hinein. Deine Arme müssen nichts mehr halten, die Hände müssen sich nicht wehren. Das Becken, der Anus, die Genitalien sind nicht mehr verkrampft und es ist, als ob in diesem völlig entspannten Leib der Atem durch Anus und Genitalien wieder hinaustreten kann. Desgleichen die Beine, die Füße. Du bist in einem sicheren Zustand des Gehaltenwerdens, Du kannst Dich fallen lassen, Du wirst gehalten.

Und wenn Du heute Deine inneren Augen öffnest, dann geh weit zurück. Geh weit zurück bis zu einem Punkt in diesem Leben oder in einem anderen, ob real oder aus den verschiedenen Realitäten Deines Seins heute herübergeweht, in dem Du Kind bist oder warst, Kind in einer Atmosphäre von Harmonie und Geborgenheit, in einer Atmosphäre, wo Vater und Mutter sich liebten, wo die Familie Dir das war, was jedes Kind so dringend braucht, dringender als Nahrung, nämlich ein Hort von Geborgenheit und unendlicher Sicherheit. Versuche, ein solches Bild zu finden in Deinen Biographien. Und wenn Du es gar nicht finden solltest, dann imaginiere es Dir. Was waren die Momente völliger Sicherheit und völliger Gewißheit, gehalten und geliebt zu werden in Deiner Kindheit, zu denen Du Kontakt bekommst? War es ein Mittagsschlaf auf der Brust des Vaters? War es ein gemeinsames Bad oder ein sonntagmorgendliches Aufwachen zwischen den warmen Leibern des Vaters und der Mutter? War es ein Ausflug, ein Familienfest oder das Singen unter dem Weihnachtsbaum? Spüre. Spüre, wo Du dieses Gefühl findest und wenn Du es gar nicht findest, dann schaffe es Dir neu.

***

Und dann desidentifiziere Dich beim Ausatmen wieder von diesem Bild. Laß dieses Bild los, so schwer es Dir fällt, verlaß diese Harmonie, verlaß diese Sicherheit und begeb Dich ins Dazwischen, in einen bildlosen Raum.

***

Und aus diesem bildlosen Raum tauche ein, tauche ein in ein Erlebnis größter Angst, verlassen zu werden. Höre vielleicht die streitenden Stimmen Deiner Eltern, wie sie sich im Wohnzimmer beschimpfen und Du klein und weinend in Deinem Bettchen lagst. Wie sie sich androhen, sich zu verlassen, wie sie sich entehren, vielleicht sogar weh tun körperlich, und spüre diese Angst dieses Kindes, allein zu sein, zu sterben, das Geliebteste zu verlieren, was es hat, Vater und Mutter. Was hast Du damals gemacht? Hast Du versucht den Streit zu schlichten? Hast Du Dir wehgetan, weil Du hofftest, daß durch Dein Weinen der Streit der Eltern aufhöre? Geh in die Bilder der Angst hinein, daß das wichtigste, was Du hast, Deine Familie, zerbrechen wird und laß die Bilder leben. Steh vielleicht aus Deinem Bett auf und geh ins Wohnzimmer, wo Deine weinende und verlassene Mutter sitzt oder höre die Tür zuschlagen, wenn der Vater wutentbrannt die Wohnung verläßt. Deine heile Welt ist zerstört. Es ist, wie wenn ein Stück aus Deinem Herzen herausgerissen ist, und es wird nie mehr so werden, wie es war. Spüre, wie es diesem Kind geht in dieser Situation, in seiner Verlassenheit, in seinem Wunsch nach Harmonie. „Mögen sich die Eltern doch wieder vertragen"; in seiner elementarsten Bedrohtheit durch den Verlust des Rudels.

***

Und dann geh ein paar Schritte weiter. Die Familie ist zerbrochen. Der Vater ist weg. Die Mutter ist weg. Du bist alleine bei Oma, Tante oder einem der übrig gebliebenen Elternteile. Nichts ist mehr wie es war. Es gibt keine gemeinsamen Mahlzeiten, es gibt kein gemeinsames sonntägliches Erwachen. Die Welt der Kindheit ist zerbrochen. Du bist einsam, einsam und verbittert und Du weißt, hier wirst Du das nicht mehr finden, was für Dich der Inbegriff Deines Lebens war, und Du spürst in Deinem kleinen kindlichen Geist, in Deiner kindlichen Seele, einen sehnsuchtsvollen Ruf und Du weißt noch nicht, was dieser Ruf bedeutet, aber Du weißt, Du wirst gehen. Und dieser kleine Körper, diese kleine einsame Seele nimmt seinen kleinen Rucksack, sein kleines Turnbeutelchen, und packt ein, denn dieser kleine Mensch wird jetzt auf seine Wanderschaft gehen. Was nimmt Dein inneres Kind mit auf diese Wanderschaft? Was kommt in Deinen kleinen Rucksack? Welches Tier, welches Spielzeug wirst Du mitnehmen?

***

Und Du packst ein, Du schleichst Dich aus dem Haus, durch die dunklen Straßen. Mögen sie sich doch ängstigen, wo Du bist. Mögen sie doch denken, Du bist tot. Sie haben Dich so verletzt, jetzt sollen sie spüren, wie es ist, verlassen zu werden. Und Du wanderst durch die einsamen Gassen der Stadt, und Du wanderst über die Felder, und Du weißt nicht wohin. Und Du wanderst immer weiter, immer weiter, bis Du in den Wald kommst. Die Sterne sind über Dir. Der Wald in seiner Dich umhüllenden Energie begleitet Dich. Und Du fühlst Dich das erste Mal seit langer Zeit wieder geborgen, und Du legst Dich auf den Waldboden und Du spürst, wie Dich die Kraft des Waldes umgibt, Du spürst den leichten Wind, der durch die Wipfel geht und mit einem Male spürst Du: Sie sind da. Erst siehst Du nur ihre leuchtenden Augen in der Dunkelheit, hörst ihren Atem und dann siehst Du sie und Du weißt: Sie haben auf Dich gewartet. Es sind Deine Wölfe, Dein Rudel. Langsam kommen sie auf Dich zu. Die Kraft ihrer Gruppenseele umfängt Dich. Du spürst ihre Liebe und ihre Ordnung und Du spürst, wie der große Wolf auf Dich zutritt und Dich anstupst mit seiner warmen weichen Nase. Du spürst die Körper der Tiere, wie sie sich zu Dir drängen und versuchen, mit Dir zu spielen. Und Du spürst etwas von dem, wonach Du Dich so sehr gesehnt hast. Du spürst die Gemeinschaft, die Gemeinschaft des Rudels, die Gemeinschaft der Wölfe. Frei, frei, frei in einer Natur. Und Du schließt Dich diesen Wölfen an. Du schließt Dich diesen Wölfen an und in diesem Anschließen spürst Du, wie Du ein Teil dieses Rudels wirst. Versuche in Deiner Imagination selbst Wolf zu werden. Stell Dir vor, wie sich Dein Leib verändert, wie Dir ein Fell wächst, wie Deine Beine und Arme zu Läufen werden und Du ein Teil dieses Rudels wirst. Heimat, Rudel, Freiheit.

***

Und Du rennst mit diesem Rudel durch diesen Wald, Du rennst über Steppen, zwar verfolgt, aber frei. Und Du spürst den Hunger und Du spürst Deinen Leib, den Wind, wie er über Dein Fell streichelt. Und Du spürst, wie sich der Hunger über das Rudel ausbreitet, wie das Rudel anfängt zu jagen und da siehst Du zwischen den Bäumen stehend ein junges Reh, und Du atmest den Geruch seiner Haut, seines Fleisches ein und Du springst los, dieses Reh zu jagen, ja, es auch zu töten, weil auch das Töten ist Teil Deines Gesetzes. Jag dieses Reh, töte dieses Reh, friß dieses Reh. Spüre, wie sich Deine Zähne in den Leib des Rehes einbeißen und spüre Deine ganze wölfische Kraft, die genährt wird aus der Seele des Gruppenrudels und spüre den Hunger der Familie, die Freude des Rudels nach bestandener Jagd. Und dann siehst Du ihn oben stehen, auf einem Hügel in der Steppe: Deinen Vater Wolf, groß und kräftig, Dich behütend und führend und Du hörst seinen Ruf, Du hörst seinen Ruf und Du antwortest, und das ganze Rudel fängt an zu rennen, rennt immer schneller und schneller, und Du siehst am Himmel die Sonne aufgehen, und Du rennst schneller und schneller, noch mit dem Geschmack des frischen Blutes und Du spürst diese Kraft dieses rennenden Rudels, der Vater voran und Du merkst, daß Du nicht mehr nur über den Boden rennst, sondern durch die Luft - wie die Wölfe Odins über den Himmel rannten. Und Du rennst immer weiter und immer weiter, die Erde unter Dir lassend. Ihr rennt wie fliegende Wölfe der Sonne entgegen und Du spürst die Freiheit, die Luft, die Weite, das Rudel, den Vater, die Freiheit. Geb Dich in dieses Rennen hinein und spüre. Spüre die Freiheit in der Gemeinschaft der Freien.

***

Und dann lande wieder langsam hier in diesem Raum. Behalte Kontakt mit diesem Gefühl von Fliegen und Freiheit und Rudel, räkle Dich, schließ langsam die inneren Augen und öffne langsam wieder die äußeren Augen.

Quellenverzeichnis

Alle in diesem Buch veröffentlichten Trancen wurden von Andreas Krüger live gesprochen und von Tonaufzeichnungen transkribiert. Die Trancen der Homöopathischen Sonntage (regelmäßige monatliche Veranstaltung an der Samuel-Hahnemann-Schule in Berlin) sind, soweit bereits dort erschienen, erhältlich bei:

Symbolon Verlag Dr. Peter Orban
Eduard-Rüppell-Str. 3, 60320 Frankfurt/Main
Telefon/Telefax: 069 / 5601472

Ort und Datum des Entstehens der Trancen

Aurum	Kurs 13 SHS, 10/96
Barium Carb.	23. Homöop. Sonntag, 03/96
Calcium Carb.	30. Homöop. Sonntag, 11/96
Carcinosinum	25. Homöop. Sonntag, 05/96
Causticum	7. Homöop. Sonntag, 09/94
Graphites	22. Homöop. Sonntag, 02/96
Hyoscyamus	19. Homöop. Sonntag, 11/95
Ignatia	17. Homöop. Sonntag, 09/95
Lac Caninum	13. Homöop. Sonntag, 04/95
Lachesis	3. Homöop. Sonntag, 05/94
Lycopodium I	Kurs 11 SHS
Lycopodium II	16. Homöop. Sonntag, 08/95
Medorrhinum	14. Homöop. Sonntag, 05/95
Mercurius I	Kurs 11 der SHS, 11/93
Mercurius II	10. Homöop. Sonntag, 01/95
Natrium Mur.	Kurs 13 der SHS, 11/96
Phosphor	5. Homöop. Sonntag, 09/94
Platin	21. Homöop. Sonntag, 01/96
Pulsatilla	29. Homöop. Sonntag, 10/96
Sepia	1. Homöop. Sonntag, 03/94

Silicea	11. Homöop. Sonntag, 02/95
Staphisagria	18. Homöop. Sonntag, 10/95
Sulfur	15. Homöop. Sonntag, 06/95
Thuja	SynMed-Seminar, Berlin
Tuberculinum	12. Homöop. Sonntag, 03/95

Martin Bomhardt

Symbolische Materia Medica

2.Auflage 1994, 333 Seiten, 30x22 cm ringgeb., DM 59,-

Umfangreiche Sammlung von Symptomen, Phänomen und Symbolen von homöopathischen Arzneimitteln, die erst in den letzten Jahren erforscht wurden und in klassischen Arzneimittellehren nicht zu finden sind. Es handelt sich um Erkenntnisse, die ihren Ausgangspunkt in den Arzneimittelprüfungen der „Boller Schule“ nahmen und inzwischen an vielen Orten weiter erforscht werden.

Sie vermitteln Erfahrungen zu Aspekten von Arzneimitteln, die über die klassische Arzneibetrachtung weit hinausgehen und ihren Schwerpunkt in den grundlegenden Themen, Archetypen und Wesenserscheinungen von homöopathischen Arzneimitteln haben und primär die seelische Ebene betreffen.

In dieser Fassung sind Vorträge, Artikel und Prüfungsergebnisse von 100 großen Arzneimitteln stichwortartig und thematisch ausgewertet und zusammengetragen.

Verlag Homöopathie + Symbol

Martin Bomhardt
Symbolisches Repertorium

2.Auflage 1995, 355 Seiten, 30x20 cm ringgeb., DM 65,-

Das Repertorium zur „Symbolischen Materia Medica“ - sozusagen ihr Register. In der üblichen alphabetischen Anordnung und Aufmachung eines Repertoriums finden sich hier die Eintragungen der Materia Medica als Rubriken mit den entsprechenden Arzneimitteln in unterschiedlicher Wertigkeit wieder. Die Rubriken sind nach Themenkapiteln (Symbolik, Gemüt, Pflanzen, Tiere, Musik, Filme, Kleidung usw.) zusammengestellt. Viele Querverweise und Synonymbegriffe unterstützen die Suche nach wertvollen Phänomenen. Ein alphabetisches Gesamtregister ermöglicht leichtes Auffinden.
